飲むだけじゃない！
抹茶でヘルスケア

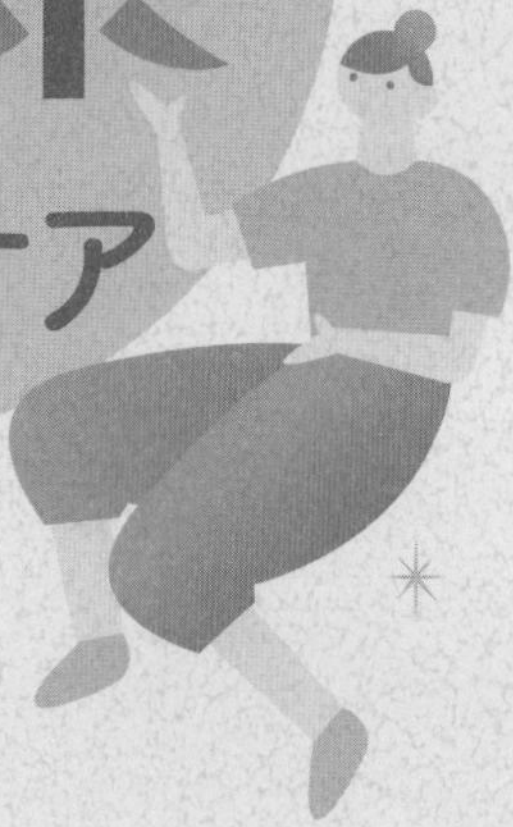

岡本由希
Okamoto Yuki

淡交社

抹《まつ》茶《ちや》というと
皆さんは
どのようなイメージを
持っていますか?

なんとなく
高級感があって手を出しづらい、
抹茶味のスイーツは
よく食べるけれど……
と、あまり抹茶そのものには
接してこなかったかもしれません。

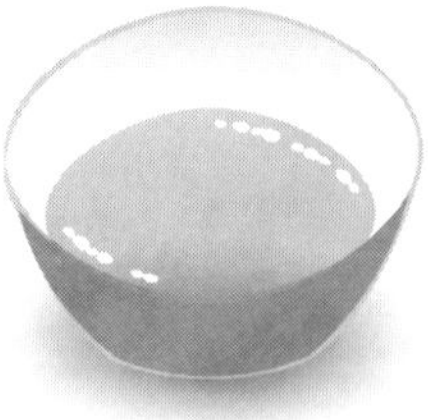

抹茶のことをよく知らないままではもったいない！
実は抹茶は栄養素が豊富な食品なのです！

その秘密は抹茶の製法にあります。

煎茶や紅茶などと違い抹茶はお茶の葉を
まるごと粉末にしているので、
他の茶では手に得られない量の栄養が詰まっています。

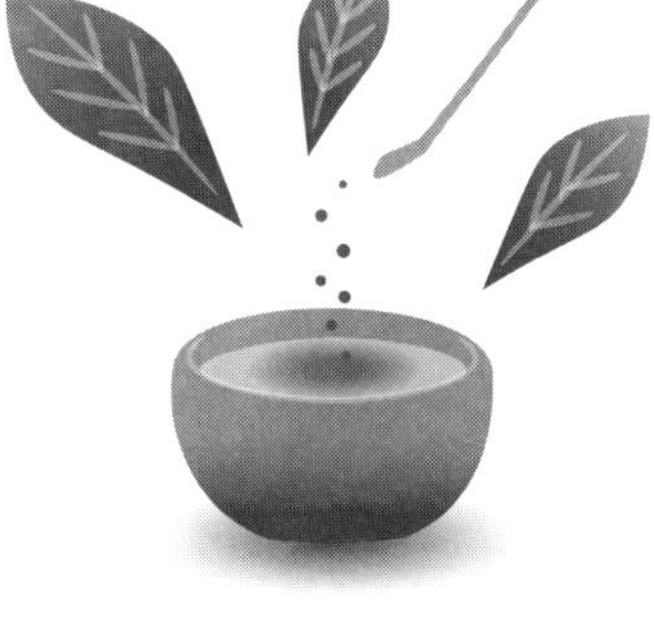

例えば抹茶には……

インフルエンザなどの感染症や
コレステロールの上昇抑制に効くカテキン、
ストレスを軽減してくれるテアニンは、
煎茶よりも豊富に含まれています。

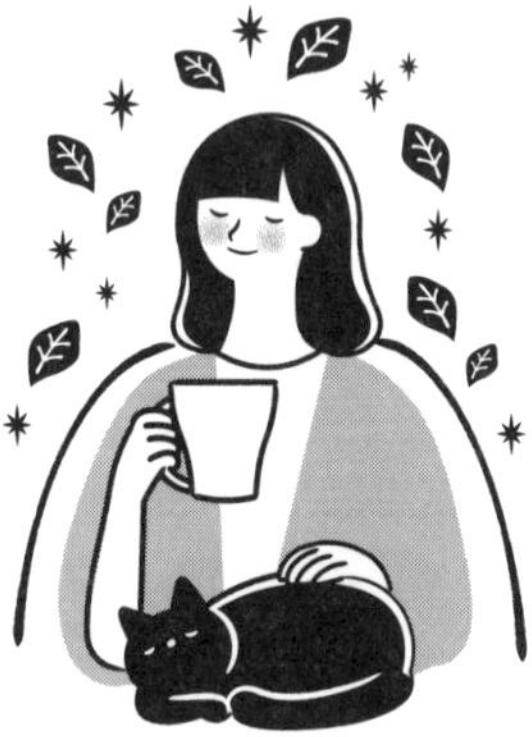

本書では、様々な心身のお悩みに対して
抹茶がどのような効果を持っているのかを
ご紹介します。
また、どのような条件で飲むと
効果的なのか、
実験結果とともに解説。

飲むのはどうしても苦手、
という方にはすぐに真似できる
簡単抹茶レシピをおすすめ。
とても簡単で食べやすい
抹茶料理が
すぐに作れます！

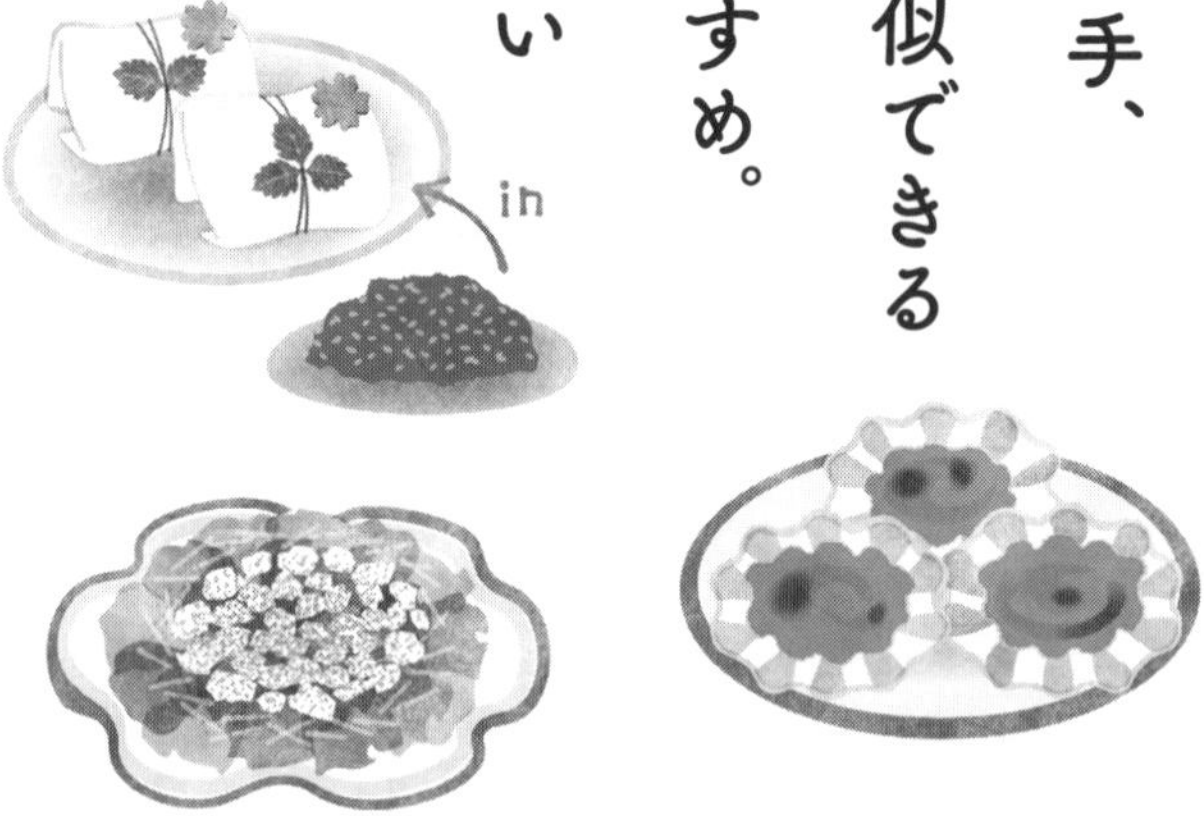

日本のスーパーフード・抹茶を
気軽に生活にとりいれて、
日々の健やかさを
手に入れましょう！

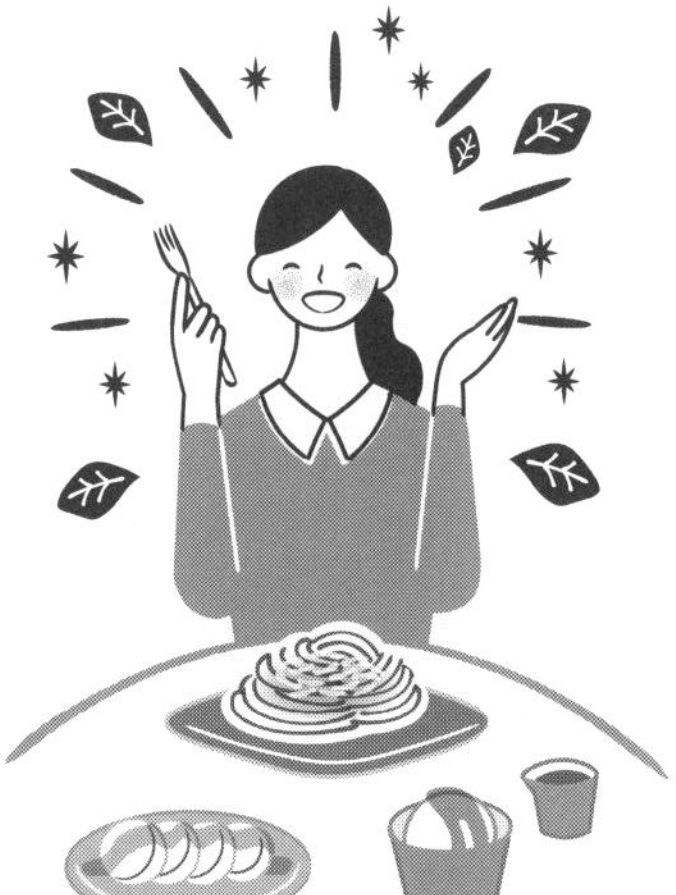

はじめに

抹茶のいいところって？

皆さんが考える抹茶のイメージはどのようなものでしょうか？　茶の湯の世界を中心に日本でも古くから伝統的に飲まれてきている抹茶は、今では「ＭＡＴＣＨＡ」として世界的にも抹茶を使ったスイーツやドリンク類が大人気となっているほどです。買い物に行くと、スイーツやお菓子売り場を中心に抹茶を使った商品を目にするので、抹茶が好きという人も多いのではないでしょうか。実は、抹茶にはたくさんのいいところがあります。

しかし、抹茶は茶道のイメージが強いので、扱いづらいと感じたり、抹茶をどのように飲んだらいいのかなど、抹茶のことがよくわからないという人も多いのではないでしょうか。

　チャノキを原料にして作られる「抹茶」は、皆さんがご存知の通り粉末状の食品です。碾茶《てんちゃ》（抹茶の原料）を茶臼でていねいに挽《ひ》いて加工されているので、食品の中では最も細かく、粒径は５㎛ほどです（１㎜の１／２００くらい）。同じ緑茶でも一般的に家庭でよく飲まれている煎茶とは違い、粉末状であることが抹茶の大きな特徴です。

　そのため、伝統的な茶道のように抹茶として飲用する方法もありますが、他の食品とも合わせやすいので、いろいろな食品と食べ合わせることでカラダにうれしい新たな効果を生み出すことが可能です。

　また抹茶には、煎茶よりも栄養素がたくさん含まれています。本書では、抹茶のどのような栄養素が健康にいいのかを心身のお悩み別にお答えします。また、抹茶の量やお湯の温度の違いなどさまざまな条件から、効果的な飲み方を探ります。さらには、抹茶を使った料理のレシピまで紹介します。
「飲むだけじゃない！」をキーワードに、飲むだけではなく、抹茶を料理やスイーツにもどんどん使って、健康的な毎日を過ごしてみませんか？　本書を活用すると、気軽に抹茶を生活にとりいれることができます。

抹茶のある生活をはじめませんか？

Contents

第2章

どう飲めばいい？ 力を引き出す抹茶の飲み方

第3章

毎日とりいれたい！お手軽抹茶レシピ

おかず

主食

スイーツ

第4章 もっと知りたい！ 抹茶Q＆A

第1章
抹茶はスーパーフード

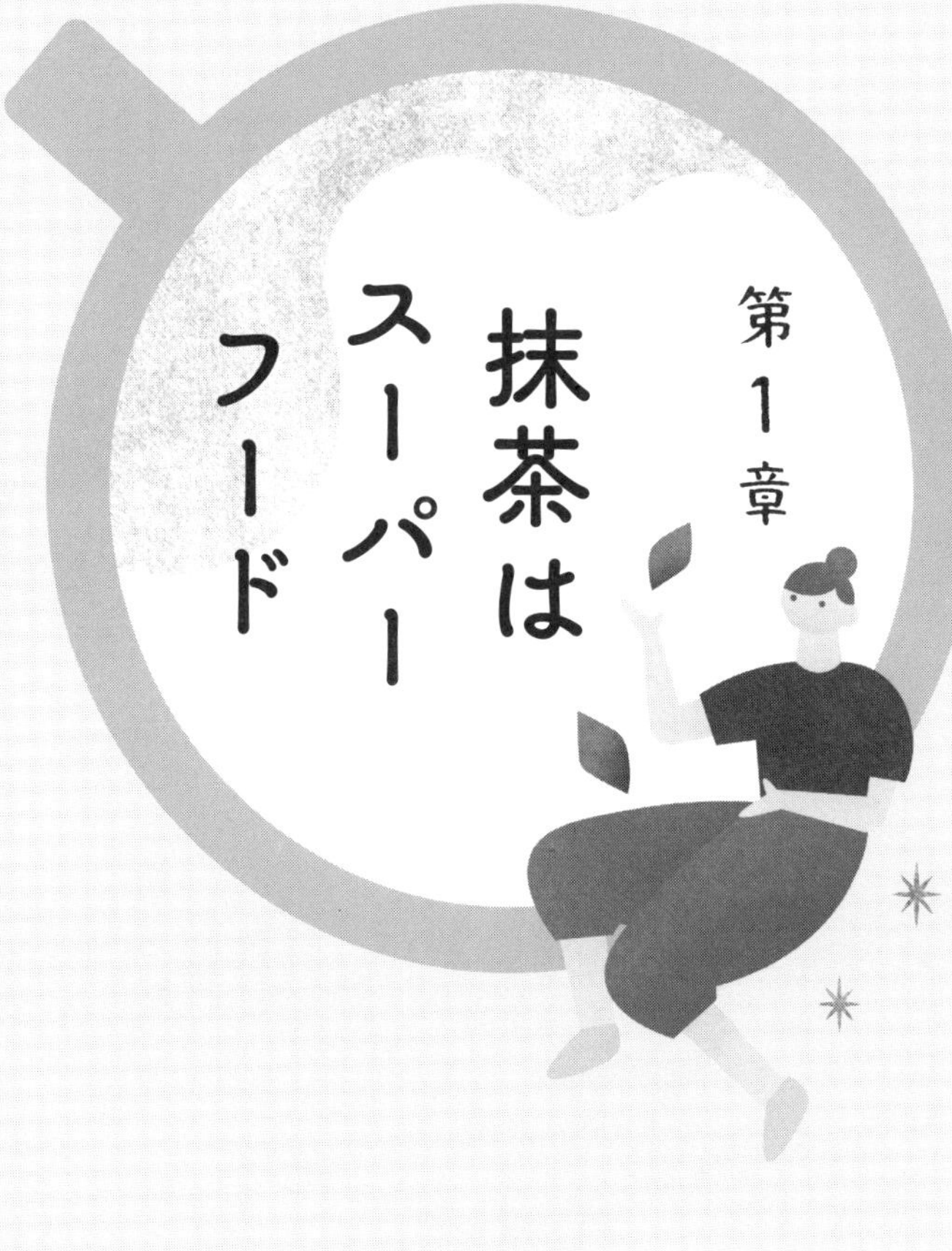

抹茶の成分って？

抹茶というと、皆さんは、何を思い浮かべるでしょうか？　古くから茶道で飲まれていると同時に、最近では和・洋問わず、抹茶を使ったスイーツやドリンクがブームとなっていますね。抹茶味のスイーツが好きという人も多いのではないでしょうか。

抹茶はスーパーフードともいわれています。スーパーフードというと、皆さんはどのようなものかご存知でしょうか？　一般社団法人 日本スーパーフード協会によると「栄養バランスに優れ、一般的な食品より栄養価が高い食品であること。あるいは、ある一部の栄養・健康成分が突出して多く含まれる食品であること」と定義されています。

なかでも、抹茶は同協会が世界に推奨する「ジャパニーズスーパーフード（ＪＡＰ

ANESE SUPERFOODS）」として紹介されているほどに、日本の伝統的な抹茶は、海外からも注目されているのです。

抹茶の原料は、ツバキ科の常緑樹で、学名を *Camellia sinensis*（カメリア・シネンシス）というチャノキの葉です。抹茶の伝統的な飲用の方法である「点《た》てて飲むこと」から考えると、お茶の葉を丸ごと食べていることになります。一方、同じお茶の葉から製造される日本茶の代表格の緑茶、つまり、日常のいろいろな場面で普段飲まれている煎茶は、茶葉から浸出される液を飲用しているので、その点では、とても大きな違いがあるといえるでしょう。

抹茶は、茶摘み前の時期に3週間程度、茶園に寒冷紗などで覆いをする覆下《おおいした》栽培のもとで育ちます。その後摘み取った葉を蒸し、揉まずに乾燥させて、葉脈などを取り、形を整えるなどして、抹茶の原料である碾茶が作られます。その碾茶を茶臼で挽いて抹茶が完成します。蒸した後に揉みながら針のように形を整え乾燥させる煎茶とは製造方法が異なる抹茶の成分の秘密を探ってみましょう。

抹茶には、左ページの円グラフに示したような成分が含まれています。文部科学省が公表している食品成分表（第8訂）によると、抹茶100gあたりの栄養成分は、水分5・0g、たんぱく質29・6g、脂質5・3g、食物繊維総量38・5g、カリウム2700mg、カルシウム420mg、マグネシウム230mg、鉄17・0mg、β-カロテン当量29000μg、ビタミンE（α-トコフェロール）28・0mg、ビタミンK2900μg、ビタミンB_1 0・6mg、ビタミンB_2 1・35mg、ナイアシン4・0mg、ビタミンB_6 0・96mg、葉酸1200μg、ビタミンC60mgとなっています。

このように、抹茶には実はさまざまな栄養素が含まれていることがわかります。スーパーフードといわれる所以であることがわかりますね。

抹茶の特徴的な成分のなかで最も多いのは食物繊維です。食物繊維総量が100gあたり38・5gも含まれています。ただし、抹茶を点てて飲む場合、1回に使う抹茶の量は数gですので、実際に摂取する食物繊維の摂取量は少なくなりますが、嗜好飲料のなかでは食物繊維は多くなっています。もちろん、食物繊維は同じ葉から作られる煎茶など他のお茶にも含まれているのですが、実際に飲む際の浸出液にはほとんど

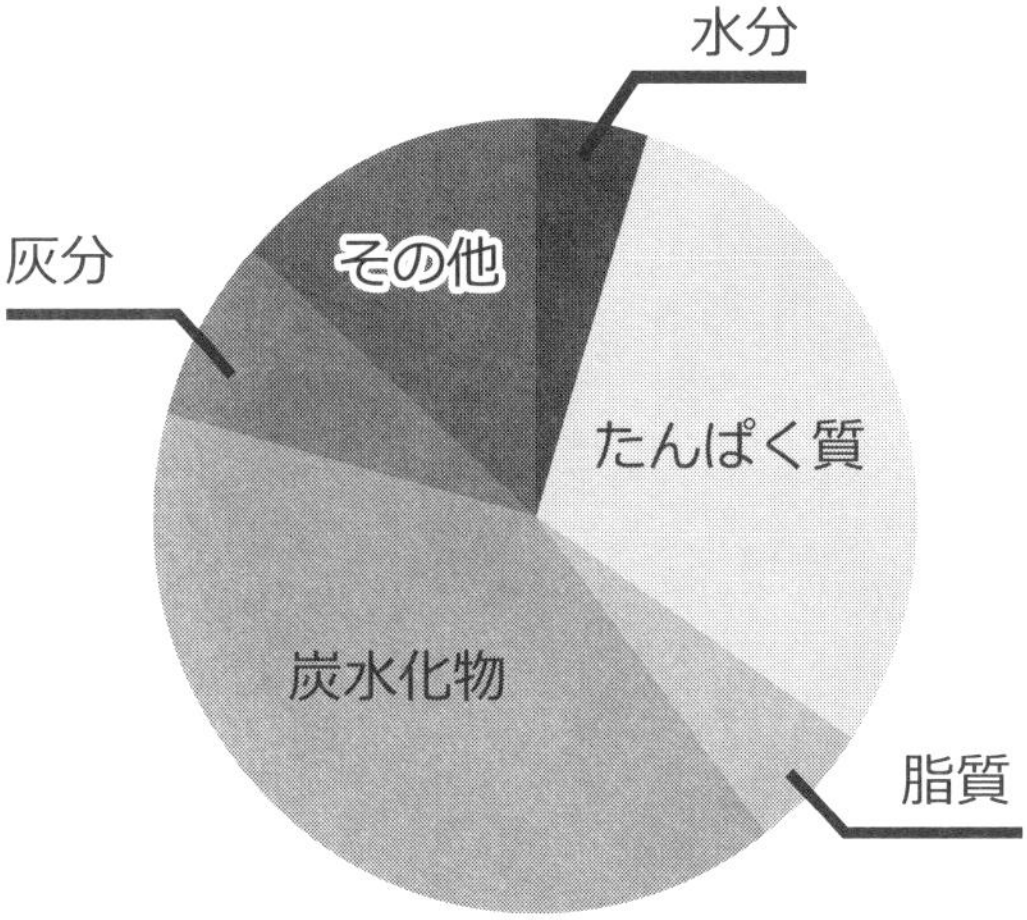
水分
灰分
その他
たんぱく質
炭水化物
脂質

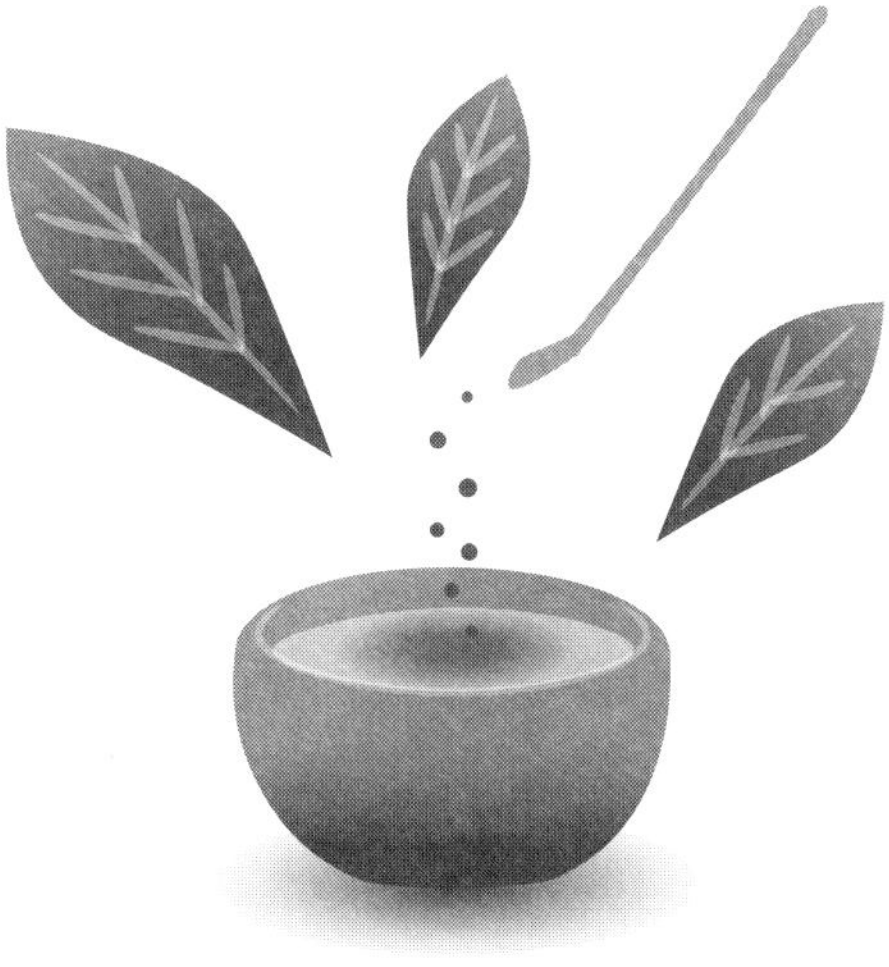

含まれませんので、抹茶は食物繊維を効率よく摂取できることがわかります。

また、抹茶には脂質が100グラムあたり5・3g含まれていますが、コレステロールは含まれていません。この点もとてもヘルシーですね。

ビタミン・ミネラル類では、β-カロテン、ビタミンE、葉酸、カルシウム、マグネシウム、鉄など、多くの成分が含まれていて、抹茶を生活に上手にとりいれることで、カラダがよろこぶ成分が多いこともわかります。

一方で、他のお茶と抹茶の違いはどうでしょうか。煎茶、紅茶、烏龍《うーろん》茶も抹茶と同じチャノキの葉から作られていますが、いずれも、飲用に利用するのは浸出液（液体部分）です。お茶の葉を丸ごと飲用する抹茶とは、摂取できる栄養素が大きく異なります。

特に、水に不溶性の食物繊維や脂溶性のビタミン類は抹茶の特徴的な栄養素といえます。お茶の葉をまるごと摂取できるので、煎茶、紅茶、烏龍茶のように浸出液を飲むタイプの茶よりも、より効率的にお茶の葉の力を利用することができるのです。

《第1章》

抹茶はスーパーフード

こんな「お悩み」にぴったり！
抹茶の効能

不調を感じる今日このごろ……
そのお悩み、抹茶が効く
かもしれません！

お悩み 1

風邪をひきやすく、免疫力が心配……

比較的よくかかりやすい病気の一つに風邪があります。鼻水が出る、咳が止まらない、喉が痛いなど症状は人それぞれですが、やはり風邪にはかかりたくないもの。効果的な予防法として、煎茶を飲むことでの風邪の予防効果が認められていますので、同じ緑茶の仲間である抹茶も大いに活用したいです。

抹茶には、カテキンが１００ｇあたり10ｇ程度含まれています。抹茶は煎茶と異なり、お茶の葉の栄養素をそのまま飲んだり食べたりできるので、カテキンをまるごと摂取することができます。

このカテキンは、特にインフルエンザウイルスに対して強い殺菌効果をもっています。そのため日常的に煎茶や抹茶を飲んだり食事にとりいれていれば、風邪やインフルエンザにかかりにくくなりますし、万一かかったとしても症状が軽くなることが期待できます。カテキンを効率的に摂取できるという点では、抹茶は風邪の予防にもとても役立つというわけです。

また、抹茶１００ｇあたりに60㎎含まれているビタミンＣは、免疫力アップに効果があります。ビタミンＣの抗酸化作用によって、体内で発生する活性酸素が消去されます。そのため、細胞や組織が再生して疲労回復につながり、自然と免疫力アップに役立つのです。

同じく、抹茶に含まれているビタミンＡもビタミンＣと同様に抗酸化作用があります。抹茶にはビタミンＡが１００ｇあたり２４００㎍（レチノール活性当量）含まれています。ビタミンＡは脂溶性のビタミンのため、急須で淹れる煎茶の飲み方だと浸出した液体部分、つまり飲用部分には溶け出さない成分なので、摂取量はそれほど期待できませんが、抹茶を飲んだり料理に活用したりすることで、抗酸化作用のあるビタミンＡもしっかりと体内にとりいれることができます。

抹茶をとると、ビタミンＣとビタミンＡの抗酸化作用のダブル効果で免疫力アップが期待でき、カラダを守ってくれるので風邪の予防にも効果的です。

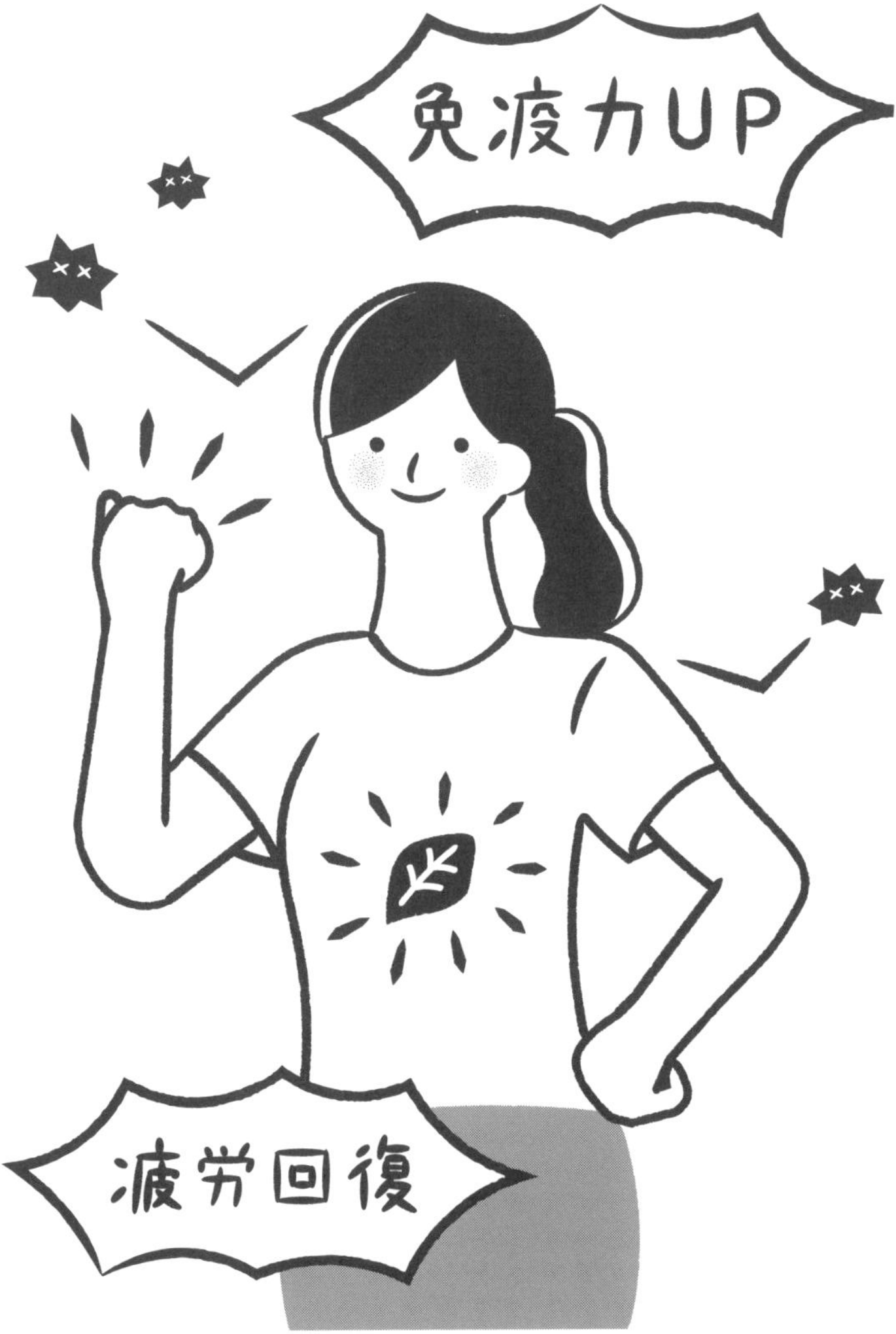
免疫力UP
疲労回復

お悩み2

お肌にツヤ・ハリがなくなってきた

年齢を重ねていくと、少しずつお肌にツヤ・ハリがなくなってきてしまいます。抹茶には、水溶性のビタミンであるビタミンC、脂溶性ビタミンであるビタミンAとビタミンE、さらにカテキン類と、抗酸化作用のある成分がたくさん含まれています。

抹茶を普段から飲んだり、食材の一つとして料理に使うことで、抗酸化作用のある栄養素を継続的にとりいれられます。抗酸化作用はお肌のアンチエイジング効果が期待できるうえに、ビタミンCはメラニン色素の沈着を防ぎシミを予防してくれます。また、ビタミンAは肌にうるおいを与えてくれます。さらにビタミンEが血行を良くすることで、新陳代謝がよくなります。このように抹茶でカラダの内側から美肌を目指すことが可能です。

それらの効果を期待してからなのか、最近、ドラッグストアなどのスキンケア化粧品コーナーで、お茶を使った化粧水やリップクリームなどをよく目にします。お肌のアンチエイジング効果を期待して、お茶がコスメ製品にも使われているのです。

また、自分で抹茶を使った化粧水を手作りするのも効果的でしょう。抹茶の化粧水を直接肌につけることによって、肌荒れ解消、美肌効果も期待できます。普段から化粧水を手作りされている場合は、その中に抹茶をプラスしてもよいかと思います。抹茶は超微粉末で液体に混ざりやすいので、簡単に足しやすいでしょう。

　ここでは抹茶と日本酒と柚子で作る化粧水をご紹介します。材料は抹茶２～３ｇ（小さじ１～１と½）、日本酒４００㎖、柚子½～１個です。まず柚子を良く洗って輪切りにします。瓶などの保存容器に日本酒を入れ、抹茶と柚子の輪切りを加えて、１か月ほど冷蔵庫など冷暗所で保管して、柚子を取り出したらできあがりです。軽い使用感なので顔以外にもボディーローションとしても使えます。特に冬の時期などは肌が乾燥して、シワの原因にもなりますので、適度にパッティングして保湿を心がけることで、乾燥してガサガサになってしまったお肌も解消することでしょう。ぜひお試しください。

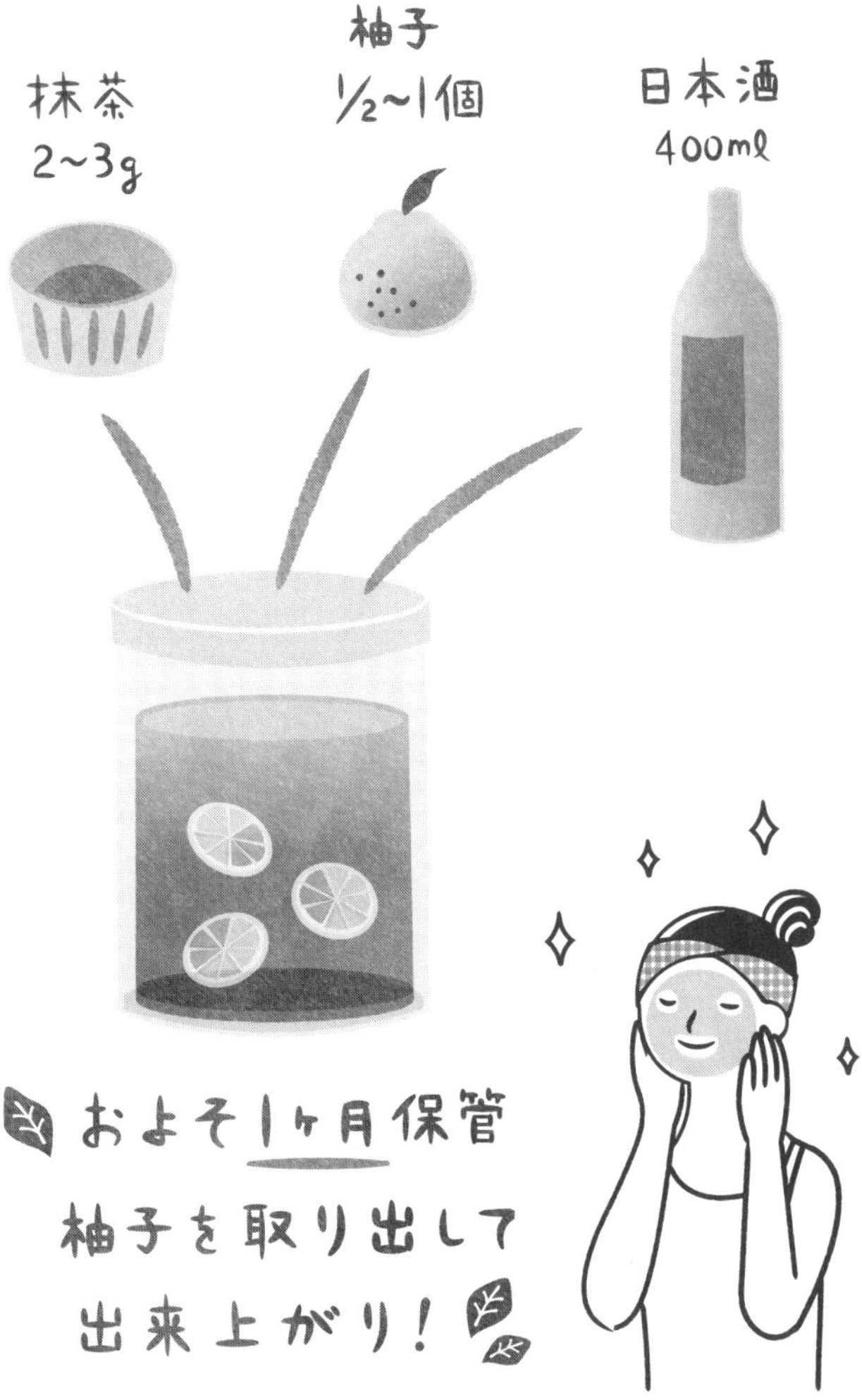

注意:作る際は保存容器などの道具ををあらかじめ熱湯消毒し、できあがった化粧水は早めに使い切ってください。また、使用前にはパッチテストを行い、肌が弱いかたは十分注意してください。

お悩み3

虫歯や口臭など、口内の健康が気になる

緑茶の抗菌作用は緑茶に含まれているカテキンによるものです。もちろん同じ緑茶ですので、抹茶にも同様の効果があります。カテキンの抗菌作用は、悪い菌にだけ働くということがわかっています。このことは、口の中の環境に対しても同様であり、カテキン、さらにフッ素やフラボノイドの働きで、虫歯菌の増殖が抑制されるので、虫歯予防にとても効果的です。口の中の環境を改善して、口臭の予防にも役立ちます。

また、抹茶には、他の植物に比べると比較的多い１００ｇあたり3～35㎎のフッ素が含まれています。フッ素が水に溶けた状態のものをフッ化物といい、虫歯の予防効果があります。具体的には、歯の再石灰化（修復）を促してエナメル質を補修するため、歯のダメージが修復され、元の状態に戻り、またリン酸カルシウムの反応性も高めることで再石灰化を促進します。

さらに細菌の働きを抑制するので、虫歯の原因ともなる酸の生成（歯垢、プラーク）を抑えてくれます。フッ化物入り歯磨き剤も広く売られていますが、抹茶を飲むことでも、虫歯の予防に役立つのです。

また抹茶にはフラボノイドも含まれています（１００ｇあたり６００～７００㎎程度）。フラボノイドは口臭予防のガムにも含まれているのと同じ成分で、抹茶には口臭予防の効果があることが分かります。抹茶を飲むことで健康的な口腔内を目指しましょう。

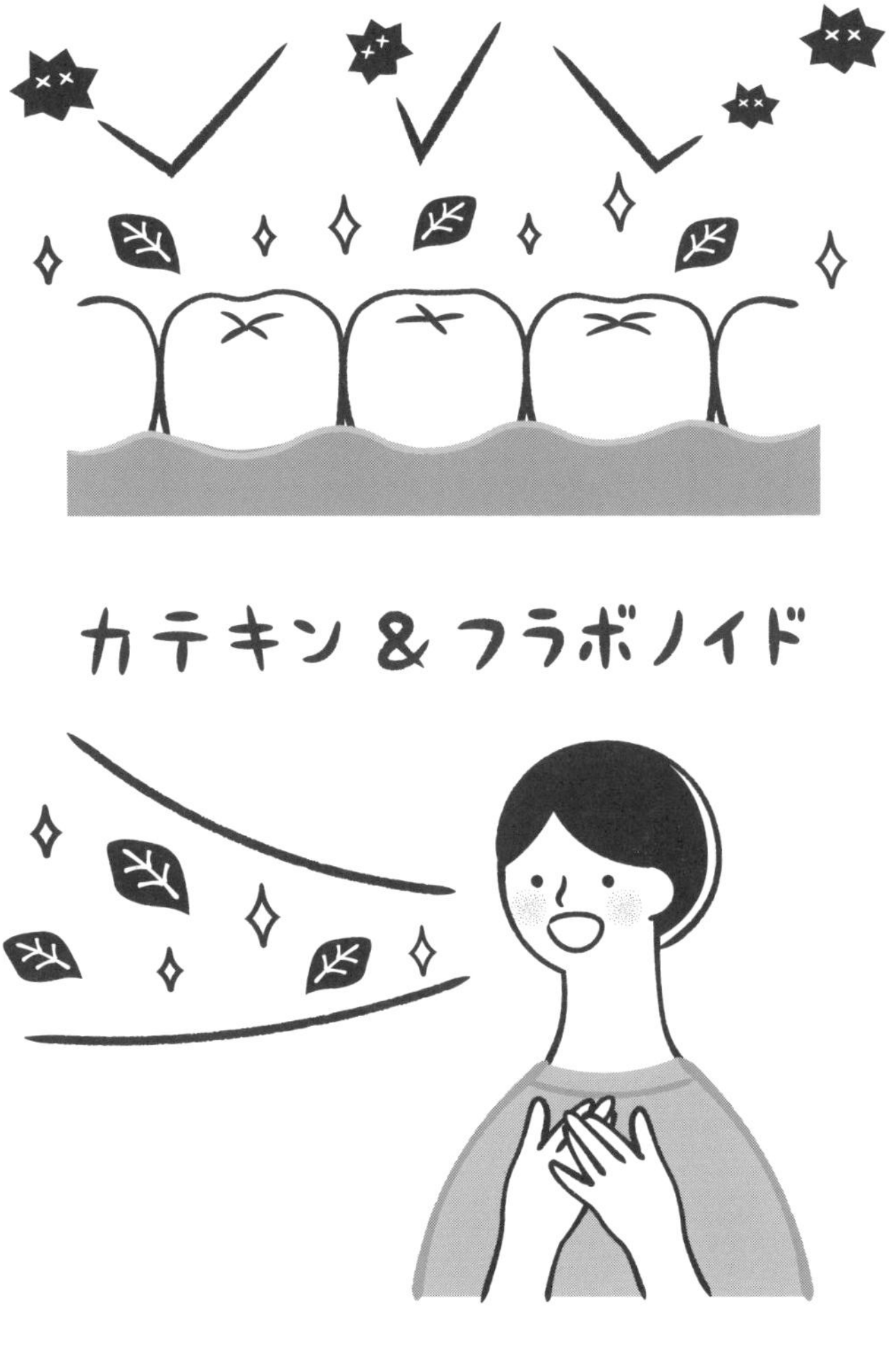
カテキン＆フラボノイド

お悩み4

便秘気味でお腹がすっきりしない

女性に多い悩みの一つに便秘があります。便秘を解消して、いつでもお腹をすっきりさせたいものです。この便秘を解消するためには抹茶の特徴的な栄養素の一つ・食物繊維の力が効果的です。

一般的には、食物繊維の目標摂取量は１日あたり男性21ｇ以上、女性18ｇ以上とされています。抹茶には食物繊維が１００ｇあたり38・５ｇと多量に含まれており、抹茶を飲んだり料理に使う１回あたりの量は少ないですが、それでも小さじ１杯２ｇあたりに換算すると約０・８ｇもの食物繊維が含まれているので、簡単にプラスすることが可能です。

食物繊維は「人間の消化酵素では消化されないもの」と定義されているのですが、食物繊維は小腸内では吸収されず、そのまま大腸に運ばれていきます。そして、食物繊維は水分を含んで膨張して、腸壁を刺激することによって蠕動《ぜんどう》運動を活発にして、便通を促します。

また、食物繊維は、血中コレステロールを低下させたり、血糖の急激な上昇を抑える働きもあるので、ダイエット効果も期待できます。たんぱく質や糖質、脂質のような栄養素とは異なり、エネルギー源ではありませんが、第6の栄養素ともいわれています。日本人には不足しがちな栄養素ですので、抹茶を飲んだり、日々の食事にも抹茶をとりいれることで、食物繊維をしっかりと摂取していきたいものですね。

第1章

抹茶はスーパーフード

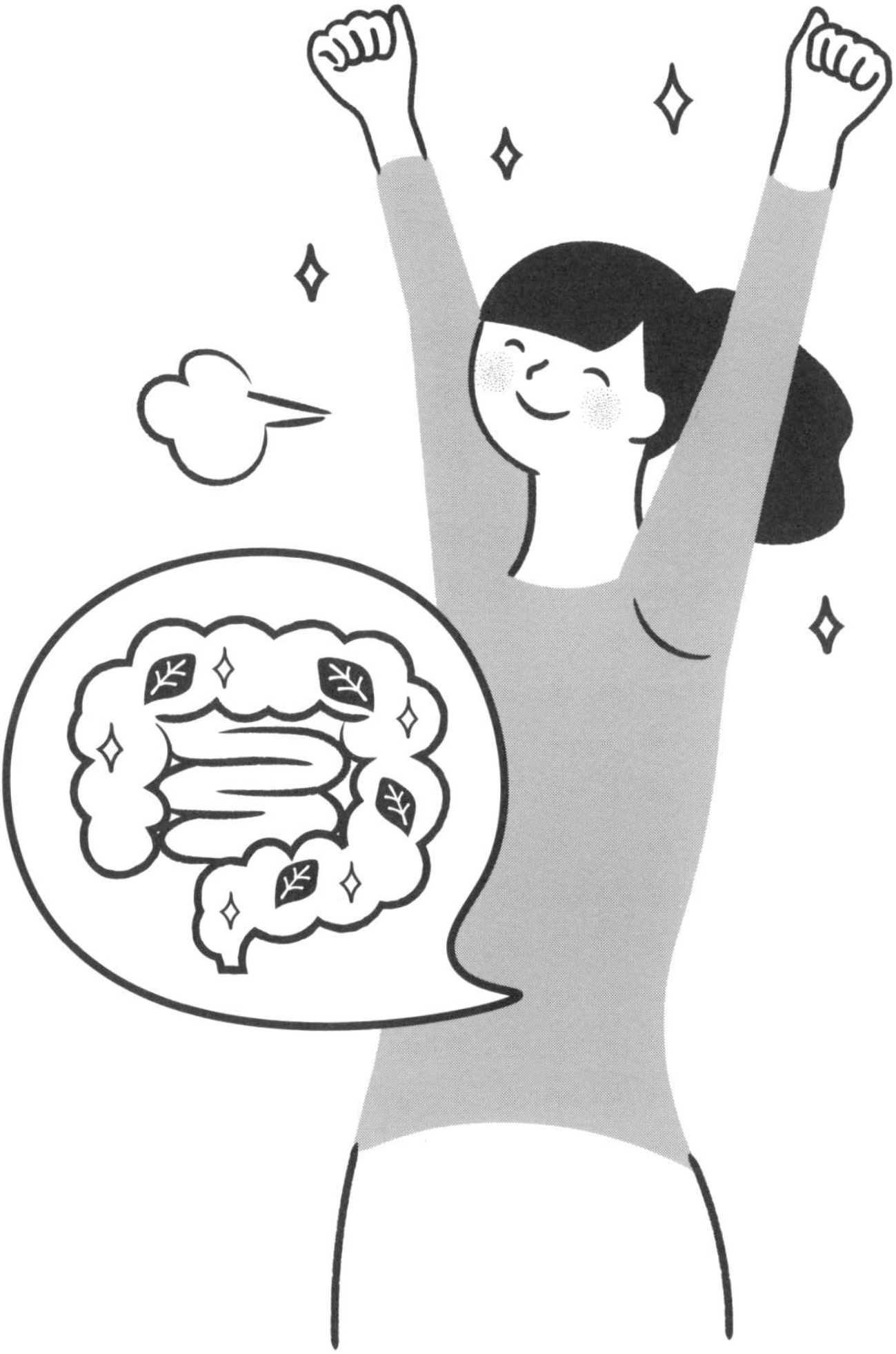

お悩み5

コレステロール値が高くて不安

血液中のコレステロール値が正常よりも高い状態が続くと、動脈硬化につながり、大動脈瘤や心筋梗塞などの虚血性疾患を起こす可能性もあります。コレステロールを多く含む食べ物を避けたり、普段から運動する習慣を心がけることが大切ですが、継続的な運動習慣は実行するにはなかなか難しいかもしれません。

そこで、抹茶のチカラを使いましょう。抹茶に含まれているカテキンには、コレステロールの上昇を抑える働きがあります。

それも、食事から摂取した悪玉コレステロール（ＬＤＬコレステロール）だけを下げ、善玉コレステロール（ＨＤＬコレステロール）は下げません。

善玉コレステロールは血管壁などからコレステロールを肝臓へ運んでいくので、私たちにとってはよいコレステロールです。カテキンは、この善玉コレステロールを減らさずに悪玉コレステロールに働きかけてくれるのです。

また、同じく抹茶に含まれているビタミンCにもコレステロールを排出する作用があることが知られています。コレステロールが気になる場合は、普段から、抹茶を飲むことで、より健康につなげていきたいものですね。

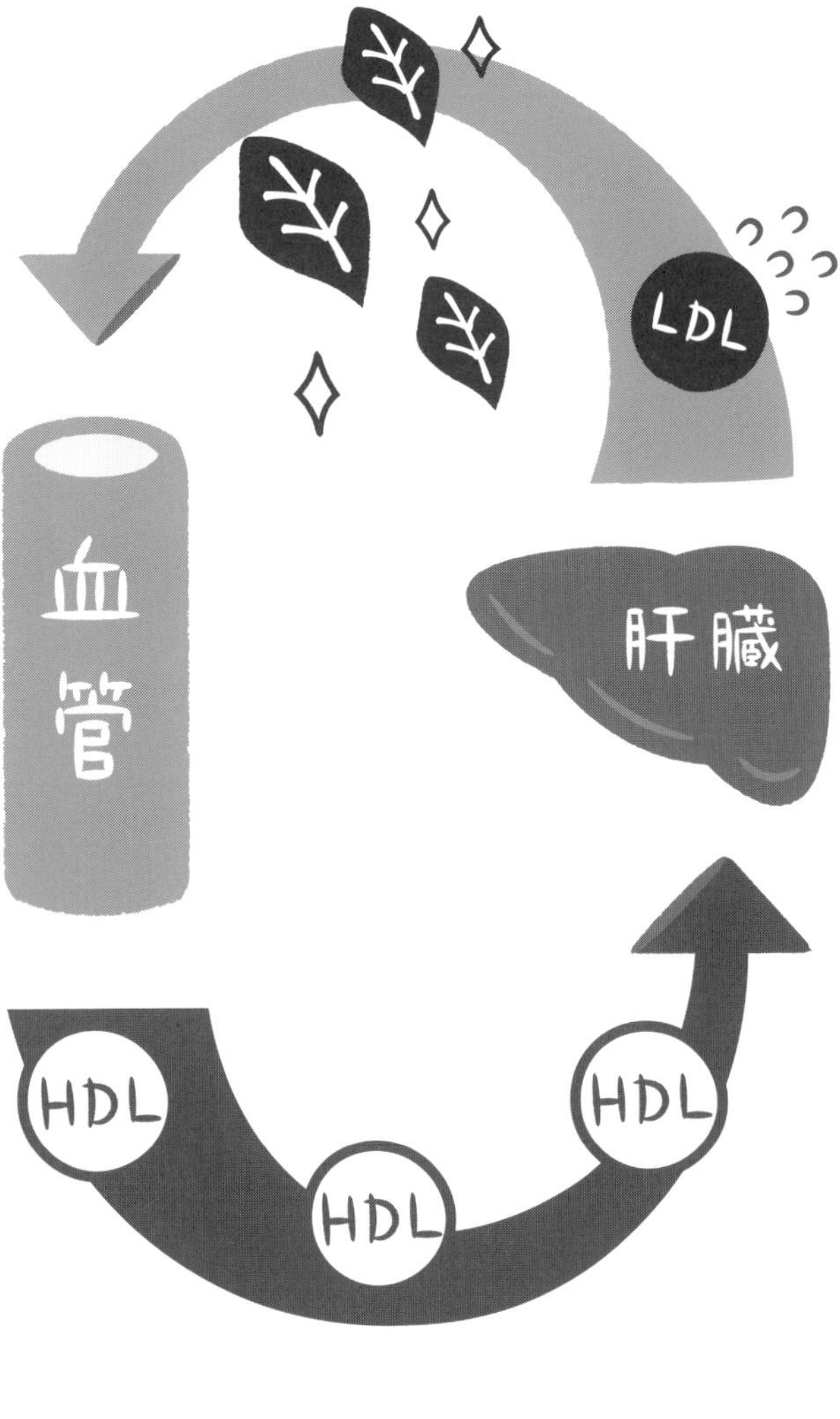
LDL
血管
肝臓
HDL
HDL
HDL

お悩み 6

スマホ操作やパソコン作業で目が疲れる

仕事などには欠かせないパソコンでの作業。さらに近年ではスマホでの操作が多くなり、液晶画面を見ることが増えていると思います。それにともない長時間の作業で目が疲れてしまうことも多くなりました。これはスマホやパソコンなどのＬＥＤのディスプレイから照射されるブルーライトの影響です。

ブルーライトは、可視光線（日本では虹の七色、赤・橙・黄・緑・青・藍・紫）の中でも３８０～５００nmのやや波長が短い青い光です。ブルーライトは体内時計の周期を整える視交叉《しこうさ》上核を調節するといわれ、起床時にブルーライトを浴びると体が目覚める効果があります。

そのような効果がある反面、比較的エネルギーが強い光なので、身近な電子機器のライトから発せられるブルーライトによって、目の疲労につながります。

ブルーライトなどの光を吸収し網膜の変性を保護している重要な成分にルテインがあります。ルテインは体内でビタミンＡに変換されますが、ビタミンＡに変換されなかったルテインは網膜黄斑に特異的に集積するため、ものが見えにくくなる加齢性網膜黄斑変性症の改善にも関わるといわれています。

人はルテインを体内で合成することができないので、ホウレンソウ、モロヘイヤ、チンゲンサイ、パセリといった緑黄色野菜などの食べものからとりいれる必要があります。同じく緑色の抹茶にもルテインが含まれていますので、1日1杯程度の抹茶を飲むことで、普段のルテインの摂取量が増えて、目の健康維持にも効果があります。

ルテイン

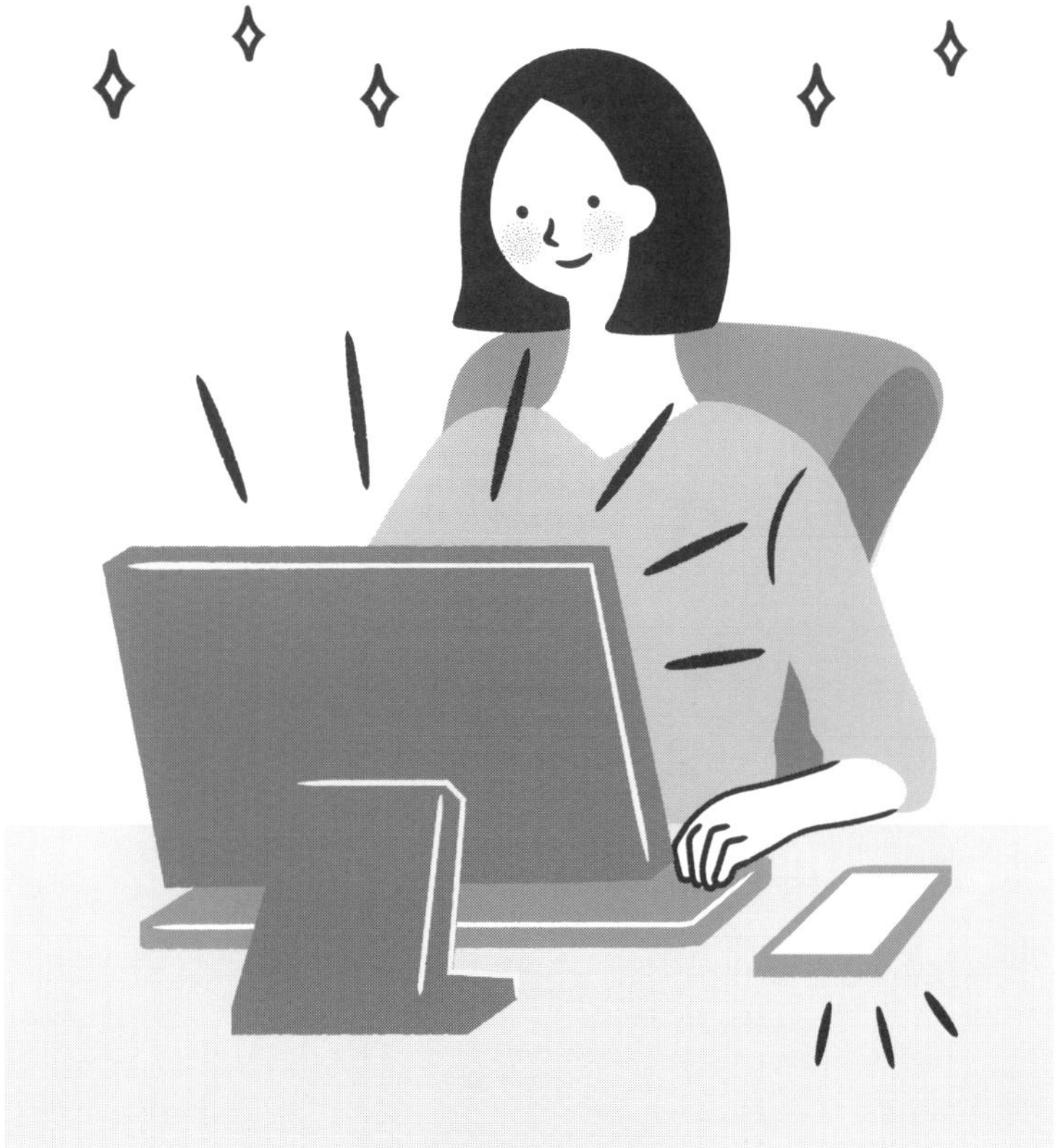

お悩み 7

ストレスがたまっている

現代社会で生きる人々にはさまざまなストレスがあります。ストレスとは、外からの刺激によって身体や心に負担がかかってしまう状態のことです。ストレスの原因は個人個人のライフスタイルによってさまざまで、仕事や家事、人間関係などで気をつかうことも一因となっています。

健康を維持するためにはできる限りストレスを軽減したいものです。抹茶を飲む時は、少し気持ちも落ち着いた状況で飲むことが多いと思いますが、ホッとできる時間を持つことはとても大切です。

生活の中に抹茶を飲む習慣をとりいれるだけでも気分が落ち着くなどストレスは軽減しそうですが、抹茶の栄養素にも秘密があります。抹茶のうま味成分を作っているのはアミノ酸で、その中心となっているのがグルタミン酸とテアニンです。この二つのアミノ酸で全アミノ酸の7割程度を占めています。テアニンは抹茶のうま味成分で、チャノキを育てる際に覆下栽培をすることで葉の部分により残りやすくなり、煎茶よりも抹茶のほうが多く含まれます。

またテアニンには、リラックス効果が認められています。テアニンを摂取すると、副交感神経の活性度が増しリラックスすることが可能で、ストレスを緩和させる効果も期待できます。抹茶をいただくことで、心も落ち着くということは科学的にも明らかになってきているのです。

テアニン

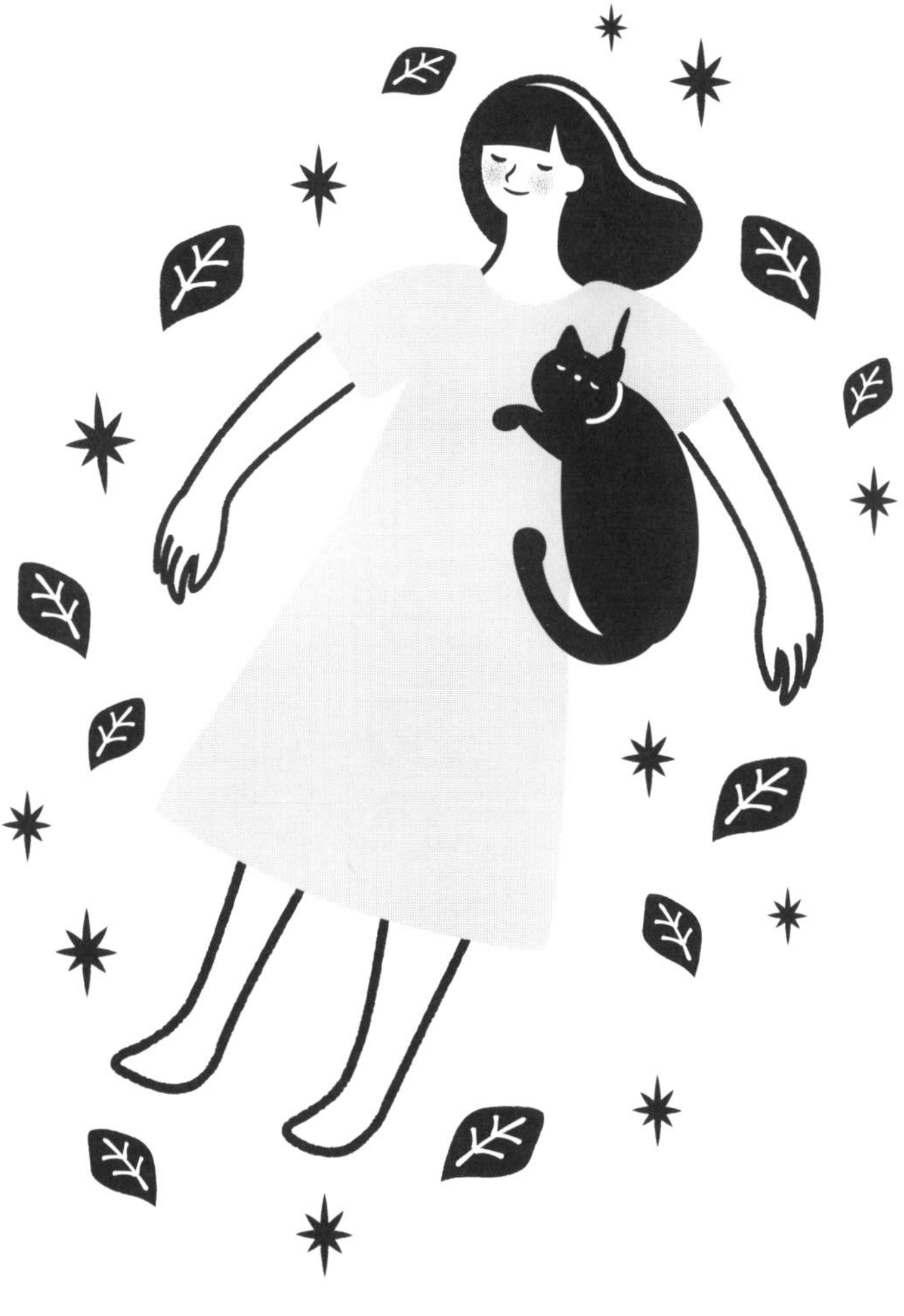

お悩み 8

運動しても効果が感じられない……

ダイエットには、ランニング、水泳などの有酸素運動が効果的といわれていますが、年齢とともに代謝が落ちてきて、運動効果もなかなか上がらないと感じている方もいるのではないでしょうか。若い時のような運動効果が得られないと、せっかく運動してもなかなか続きませんね。

そのような場合は、運動前にカフェインを摂取してみませんか?

抹茶に含まれているカフェインには脂肪の燃焼を促す効果も認められています。通常、運動中のエネルギー源にはグリコーゲンが使われ、20分程度有酸素運動を継続すると脂肪燃焼がはじまります。カフェインを摂取すると、グリコーゲンより先に脂肪がエネルギー源として使われます。

このようにカフェインは運動中の脂肪燃焼を促進するので、ダイエットにもつながります。さらに、カフェインには持久的な運動パフォーマンスを向上させる効果もあるのです。

理想は運動を始める30分から1時間ほど前に抹茶をいただくことです。心をリラックスさせながらカフェインを摂取することで、運動中の脂肪燃焼効果を促進させて、ダイエット効果につなげたいですね。

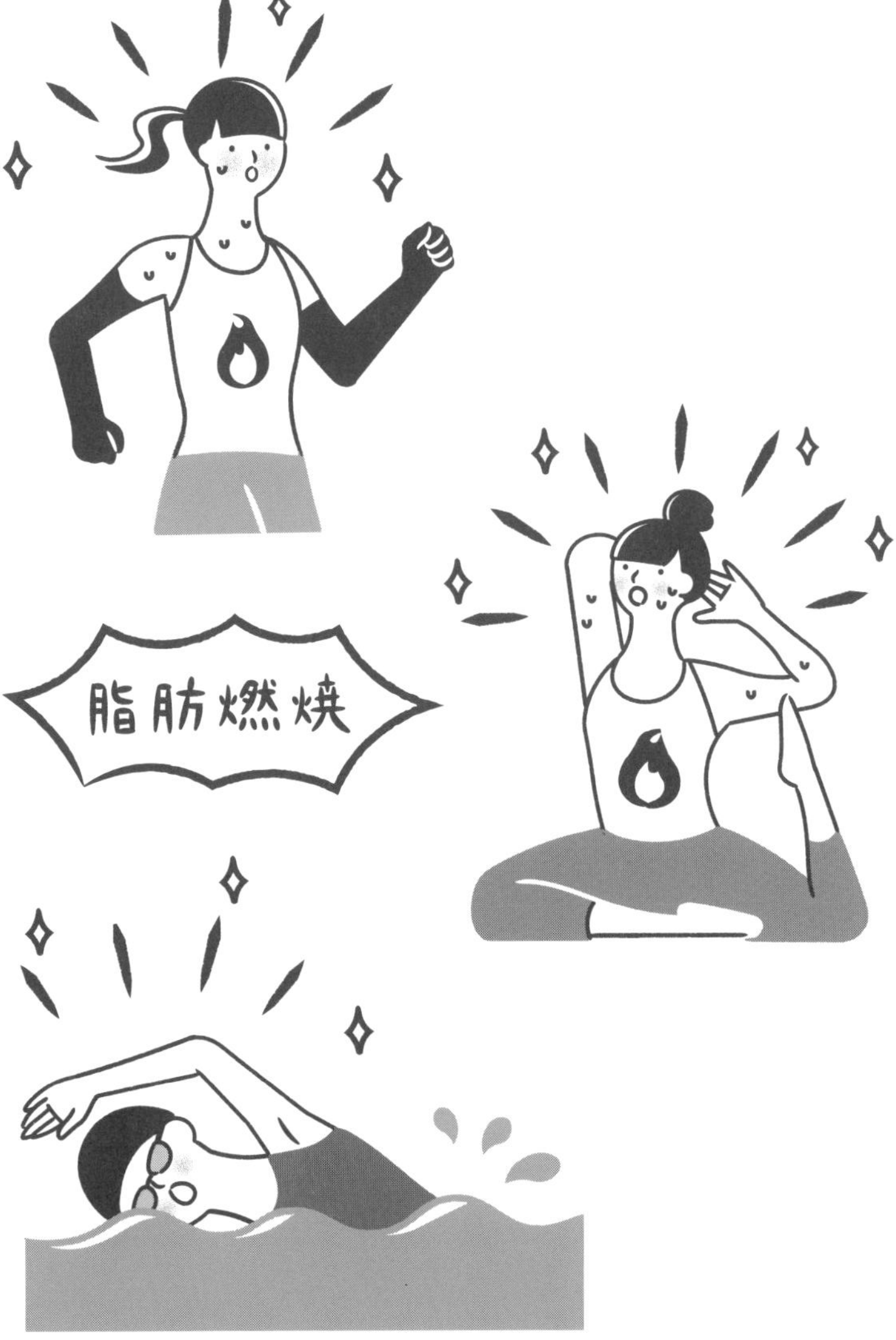
脂肪燃焼

第2章

どう飲めばいい？
力を引き出す抹茶の飲み方

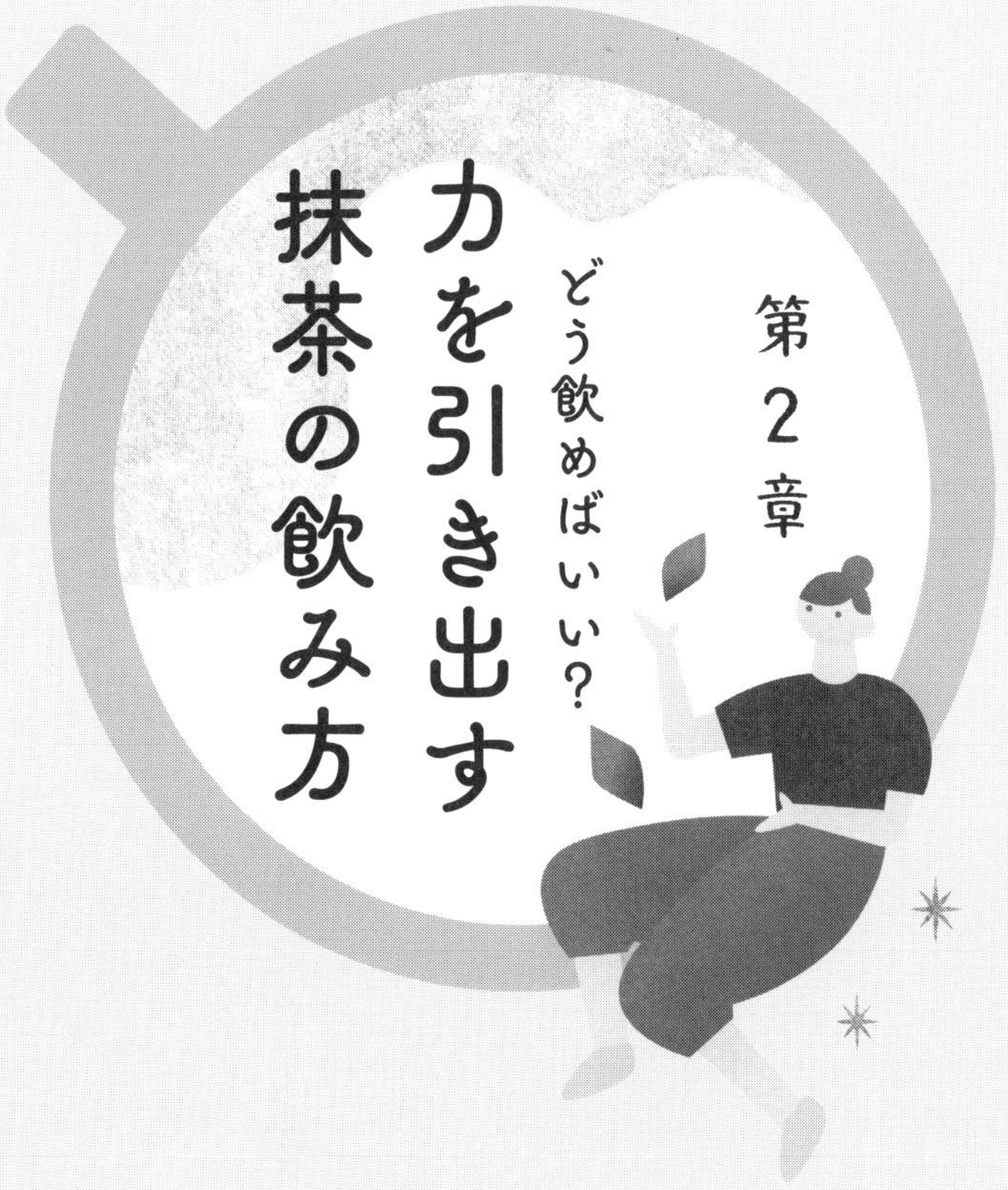

抹茶のチカラについて……

この章では、抹茶のおいしさ、そして抹茶の健康効果を効果的に引き出す飲み方について紹介します。同じチャノキの葉を使って作られながら、急須を使って淹れる煎茶とは異なり、抹茶はお茶の葉をまるごと粉末にして利用しているので、チャノキの葉のチカラ全てをカラダにとりいれることができる、うれしい飲み方です。

どのような飲み方がより効果的か検証していきましょう。

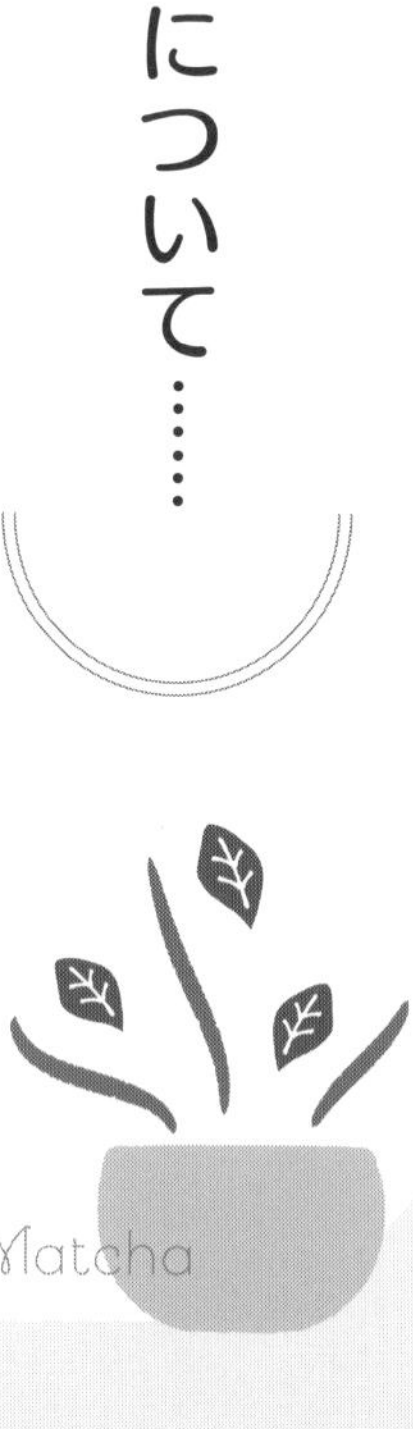

How to drink Matcha

条件別での抹茶の効果的な飲み方

◆抹茶の量（茶碗で点てるとき）

一般的な抹茶の飲み方には、薄茶と濃茶の2種類があります（詳細はＰ１３１）。濃茶の場合、1回に使う抹茶の量が多いので、苦味や渋味の強いものは避けたほうがよいでしょう。1回分の基本の量は、薄茶が約2g（流派によって異なりますが、茶杓《ちゃしゃく》約2杯分＝小さじ1、水60mℓ）、濃茶が約5g（流派によって異なりますが、茶杓約4杯分＝小さじ2と½、水30mℓ）程と、濃茶は文字通りとても濃いことが分かります。

抹茶の品質はさまざまなので、抹茶の種類などによって、うま味や甘味、苦味、渋味、香り、色合いが異なってきます。価格の違いにより品質が異なることが多いので、抹茶を選ぶ際に販売店で特徴について聞いてみるといいでしょう。

また抹茶を点てる際の抹茶の量についても、種類や自分の好みの量によって、いろいろと加減して試してみるのもいいですね。

◆水の温度

では、抹茶を点てる時の水の温度の違いは味わいにどのように影響するでしょうか？冷水、常温水、50度、熱湯と点てる際の水の温度を変えた場合、抹茶に含まれているうま味や甘味成分（アミノ酸）や渋味（カテキン）がどのように変化するかを、試薬を入れて色が変わることで、ある程度の成分の量が推定できる実験方法を使って調べてみました。

まず水道水を一度沸騰させてから、冷水、常温水、50度としたものと熱湯の4種を使い、それぞれ抹茶を点てました。点てた抹茶は、非常に目の細かいフィルター（0・

45㎖）を通してから、試薬を使いました。

その結果、味にかかわるいくつかのアミノ酸は比較的水に溶けやすいので、アミノ酸の量はどの温度の場合でも同じくらいでした。

また、カテキンの場合は、温度によって差があり、冷水、常温水、50度、熱湯の順になりました。このようにカテキンは、低温や常温水の場合、溶け出しにくいことがわかりました。

そうはいっても、抹茶の場合、点てる温度が異なったり、点て方が異なっても、栄養素を丸ごとカラダの中にとりいれることには変わりません。抹茶を飲むと、アミノ酸もカテキンも体内に効率よく摂取することができます。

しかし、せっかくの抹茶ですからおいしく味わいたいものです。点てる際の水の温度によって、アミノ酸やカテキンの液体への溶出の程度が変わるので、当然味わいも変わってきます。水の温度によって、泡の量や泡の大きさの違いでも風味や香りが変わってきます。そして、抹茶の栄養素がより溶出しやすい熱湯の場合は、抹茶の色味が黄色っぽくなってしまうので、熱湯はあまり適していません。

実際にゼミの学生たちと温度別の抹茶を試飲してみました。そして、好みの順位を回答してもらったところ、50度、常温水、冷水、熱湯の順になりました（ただし、50度と常温はほぼ同順位）。この結果、50度の場合は、うま味・甘味、渋味、苦味のバランスがよいことがわかりました。

味のバランスがいいのは50度

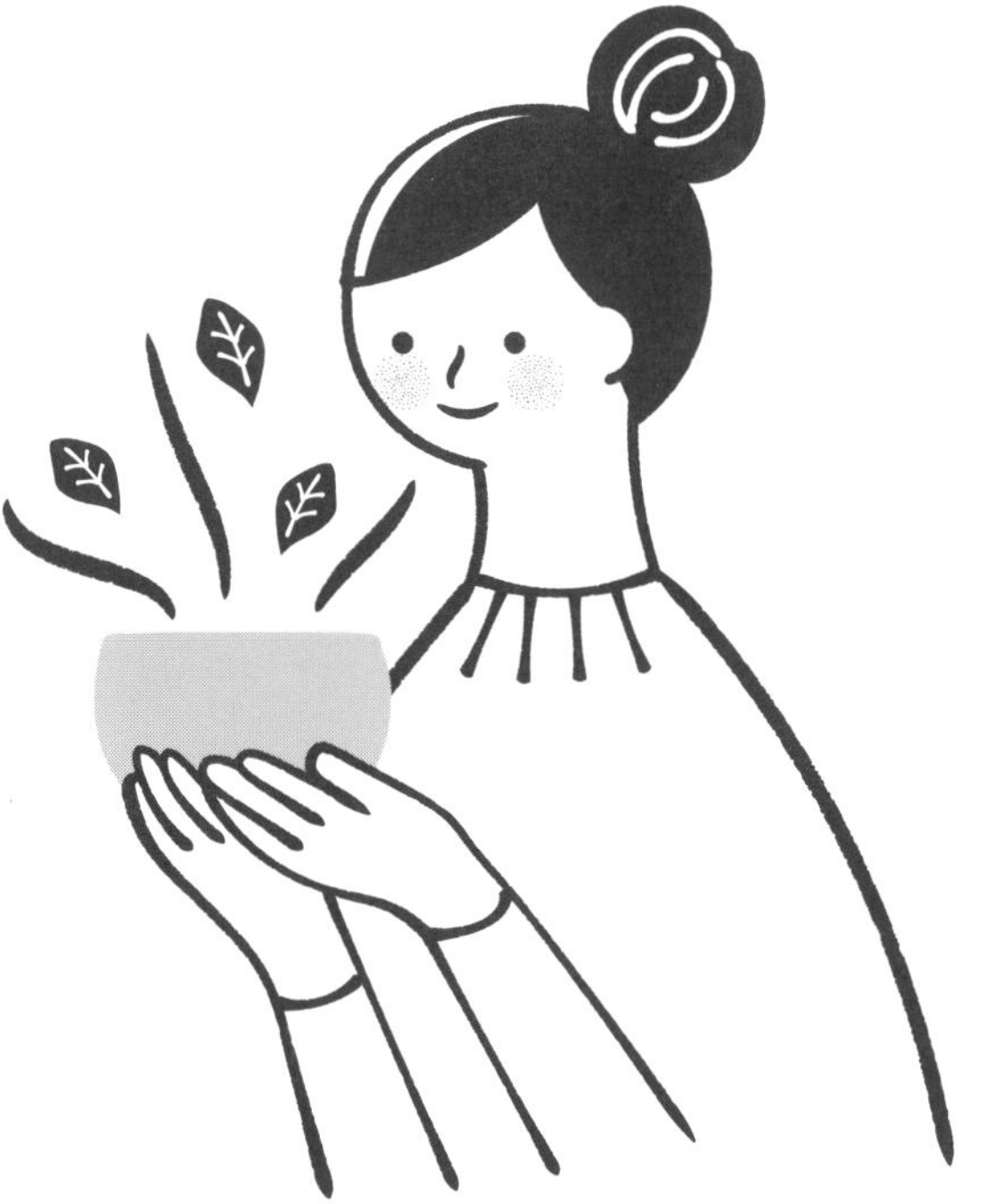

◆水の硬度

水の硬度の影響についても調べてみました。水の硬度とは、軟水や硬水とも表現されていて、水に含まれているミネラルであるカルシウムとマグネシウムの総量を示す指標です。具体的には、水１ℓ中のカルシウム量（2・5倍して炭酸カルシウム量に換算）とマグネシウム量（4倍して炭酸カルシウム量に換算）を合計した量が、どのくらいあるのかを示したものです。ＷＨＯ（世界保健機関）のガイドラインによると「硬度が60mg／ℓ未満が軟水、１２０mg／ℓ以上は硬水」と定義されています。日本の水道水は軟水が多い傾向にあり、ヨーロッパや北米などでは硬水が多くなっています。一般的に軟水のほうが、口あたりは軽くなめらかな傾向があります。

抹茶を点てて飲む場合、当然のことながら大部分が水分となりますので、水の硬度は抹茶のおいしさにも影響を及ぼすと考えられます。

そこで、水の硬度が抹茶の味や風味にどのように影響するのかを調べてみました。

硬度が記載されている市販のミネラルウォーターのうち、硬度約30㎎／ℓ（軟水）、約３００㎎／ℓ（硬水）、約１５００㎎／ℓ（超硬水）の３種類を使って調べてみました。

まず水の温度の違いと同様に水の種類別に抹茶を点ててから、抹茶に含まれているうま味や甘味成分（アミノ酸）や渋味（カテキン）が異なるのかを、試薬を入れて色が変わることである程度の成分の量が推定できる実験方法で調べてみました。

その結果、アミノ酸については、軟水の場合、日本の一般的な水道水と同じような溶出状況でした。日本の水道水は大部分が軟水であることから、このように同じ結果になったと考えられます。硬水と超硬水の場合は、含まれているミネラルの影響が大きく、結果の判定は難しいものの、アミノ酸はある程度溶出されていることがわかりました。ただし、抹茶をフィルターでろ過した「ろ液」を比べてみると、軟水よりも硬水のほうが色は薄い傾向で、ミネラルが多いことが影響して、成分が溶け出しにくい状況にあるようでした。

続いて、カテキンがどうなったかというと、軟水ではアミノ酸同様に軟水である水道水と同じような溶出状況でした。硬水と超硬水の場合は、ミネラルの影響が大きく、結果の判定は難しいものの、やや多い傾向にあることがわかりました。

次に、硬度別の水を使った抹茶をゼミの学生達と試飲して、好みの順位を調べたところ、軟水、硬水、超硬水の順となり、圧倒的に軟水が好みと答える人が多い結果になりました。今回調べた限りでは、軟水の場合は、うま味・甘味を感じやすく、苦味や渋味はそれほど強く感じられず、飲みやすい味わいになることがわかりました。反対に、硬水や超硬水の場合は渋味や苦味が際立つ傾向にあり、さらに超硬水の場合は、含まれているミネラルの影響が大きく、全体的にもったりとしたやや苦味の強い味わいになっていました。

抹茶を飲用する際、その大部分が水分ですので、水の硬度が抹茶の味わいに与える影響が大きいことがわかりました。したがって、抹茶には軟水のほうが合っているようです。

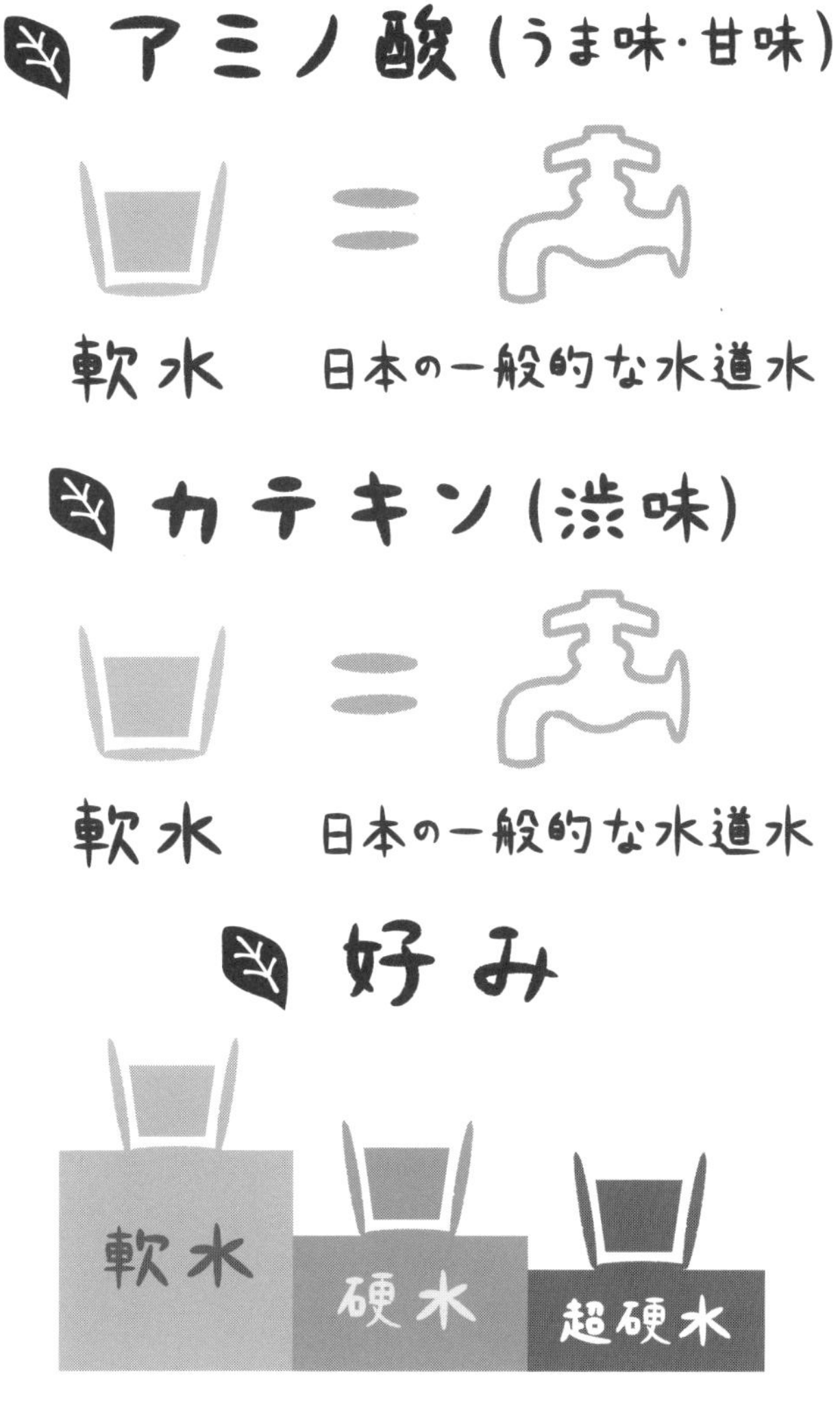
アミノ酸（うま味・甘味）
軟水
＝
日本の一般的な水道水
カテキン（渋味）
軟水
＝
日本の一般的な水道水
好み
軟水
硬水
超硬水

日本の風土によって培われた抹茶は、日本の水、すなわち軟水で点てることが適しているのかもしれません。日本の水道水は大部分が軟水ですが、抹茶を点てる際には消毒剤（カルキなど）の影響を避けるために、十分に沸騰させた水を冷ましてから使うとよいでしょう。

◆料理に使う場合の抹茶の量

抹茶を食材としてとらえ、料理やスイーツに活用して食べるということも抹茶のチカラを得る方法の一つですので、食生活にも積極的にとりいれてほしいです。抹茶に含まれているテアニンには甘味がありますし、カテキンに代表される渋味やカフェインの苦味も、抹茶を使った料理やスイーツの味に深みを与えてくれるでしょう。抹茶のよい香りも料理やスイーツに活かしてみたいですね。そしてなんといっても美しい緑色を楽しむことができるのも抹茶の大きな魅力です。食材の一つとして抹茶のチカラを活用していきましょう。

料理やスイーツに使う量は、第3章（P81〜）の抹茶のレシピを参考にしてみてください。多すぎると、苦味や渋味が際立ってしまったり、他の食材とうまく混ざり合わなかったりします。その中で、抹茶の品質や自分の好みで量を調節するとよいでしょう。抹茶の重さの基本は小さじすりきり1杯で2gと覚えておくと、料理やスイーツに活用するときに便利です。

また、料理やスイーツに使う際、抹茶を加熱しすぎると、せっかくの香りが飛んでしまったり、きれいな緑色が黄色っぽくなってしまいますので、加熱する料理やスイーツにおいては、加熱時間を可能な限り最小限にしたり、調理工程の最後のほうに加えたりするなどの工夫が必要です。でき上がってから抹茶を振りかけるというのもいいかもしれません。

せっかくの抹茶を使った料理ですので、味だけではなく香りや美しい緑色を十分に楽しみたいですね。

◆抹茶（薄茶）の点て方

茶筅

茶筅は、抹茶を点てる際に使われる主に竹製の道具です。町のお茶屋さんや百貨店、最近では100円ショップやインターネットでも手に入れることができます。

茶筅を使って、以下のように点ててみましょう。

〈準備〉茶筅の穂先を湯で温めておく。

❶薄茶用の抹茶2g（小さじ1杯）を茶碗に入れる。
❷お湯を60㎖ほど注ぐ。
❸茶筅を使ってお湯と抹茶がなじむように点てる。

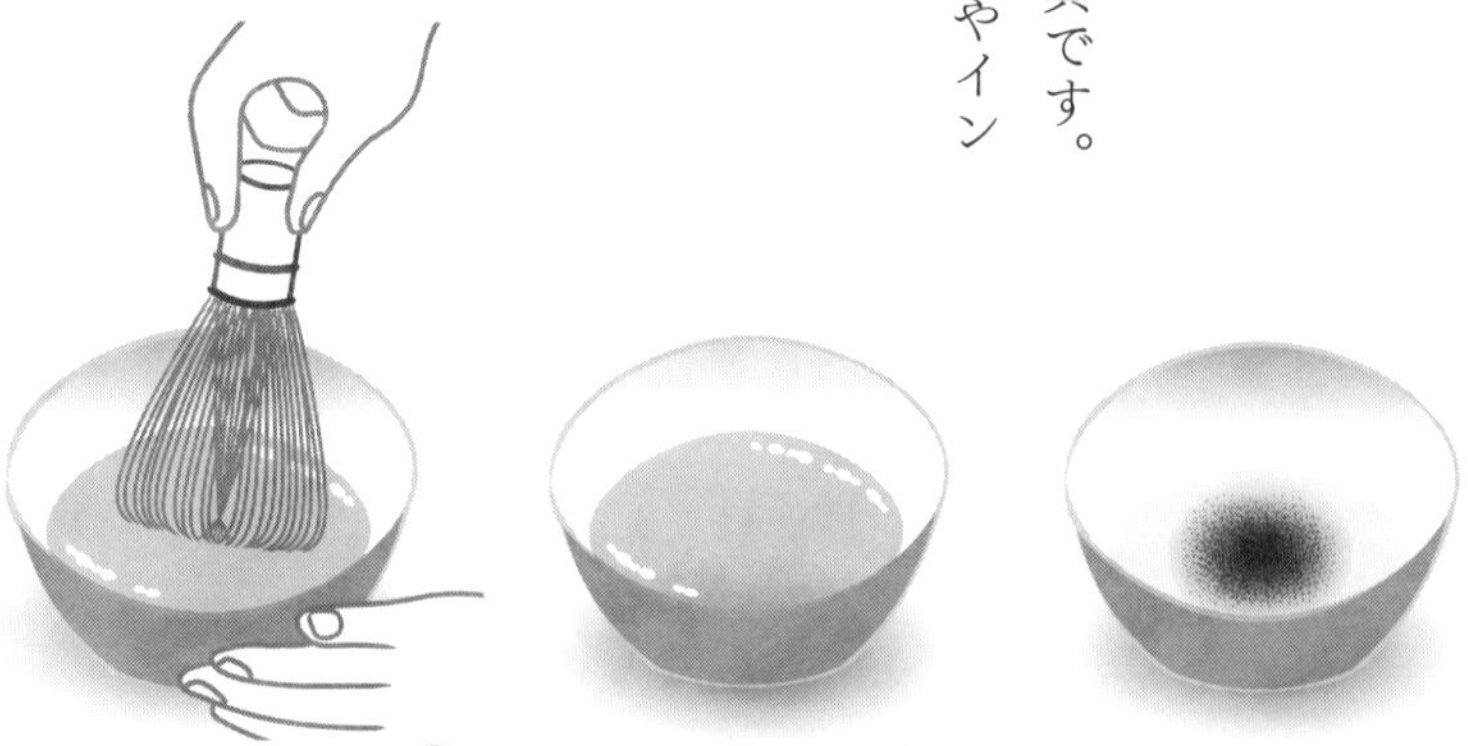

❶　❷　❸

◆抹茶を上手に点てるコツ

美味しい抹茶を飲むためには口あたりが重要になり、口あたりを良くするためには、上手に点てる必要があります。

前もって、抹茶を濾《こ》してダマを無くしておくとお湯を注いだときに塊になりにくくなります。抹茶を使用する前に篩《ふるい》にかけたり、茶篩缶《ちゃこしかん》を使うとダマがなくなりやすいです。また、茶筅の穂先を事前にお湯に15～20分ほどつけておくと、振ったときにしなりがでて点てやすくなりますので試してみてください。おいしい抹茶をいただくために、ひと手間プラスしてみましょう。

点てる際には、はじめは茶碗の底近くで抹茶とお湯がなじむようにゆっくりとかき混ぜ、だんだんスピードを上げて茶筅を振るときれいな泡がたくさんできます。最後に、大きい泡がなかなかつぶせない、と困ったときには泡の表面ギリギリの場所で茶筅を細かく振ると泡が整います。

シェイカー

シェイカーというと、カクテル用やプロテインをかくはんするための容器を思い浮かべるかもしれません。しかし近年では、抹茶用に開発されたシェイカーが販売されています。ミニサイズでちょうど一人分のものもあるので、茶筅や抹茶茶碗がなくても、抹茶と適温の湯を入れ、振るだけで抹茶を楽しむことができます。

この抹茶用のシェイカーの中には、底に洗濯機の底のような突起がある形状になっていて、抹茶が程よくかくはんされ、ダマになりにくく、きれいな泡が立つよう工夫されたものもあります。とても手軽ですので、日常使いにはぴったりですね。

電動クリーマー

抹茶を点てるのに電動クリーマーを使うのもよいかもしれません。電動クリーマーは、主に温めた牛乳を細かく泡立てカプチーノやカフェラテ用に使うものですが、抹茶にも応用できます。縦長のコップなどの容器を使って、抹茶と適温の湯を入れて、電動クリーマーで泡立てるというのもお手軽です。電動クリーマーは数千円のものから、最近では１００円ショップやインターネットで手に入るものもありますので、手軽にはじめることができそうですね。

茶筅、シェイカー、電動クリーマー、どれを使っても、手軽な方法で細かな抹茶の泡・風味や香りを楽しむということはとてもよいことです。ここのところ、日本でも世界的にもＭＡＴＣＨＡブームといわれていますが、身の回りでは抹茶を使ったスイーツ類が先行しているようにも思えます。実際には抹茶を点てて飲むということは少ないかもしれません。今回紹介したような方法で、茶筅以外の道具も活用しながら抹茶を飲むことで、もっと抹茶を身近に感じられるようになればいいと思います。

◆飲む時間帯

抹茶を飲む時間帯は、いつが適しているのでしょうか？　抹茶の栄養素の一つに、覚醒作用のあるカフェインがあります。どのくらい効いてしまうかは当然個人差がありますので、カフェインが効きやすくて睡眠に影響しやすい人は、夕方以降はできるだけ避けたほうがよいでしょう。そのような人は朝や日中に飲むことで、カフェインの睡眠への影響を避けましょう。

午後のひと時に抹茶を飲むと、抹茶に含まれているアミノ酸の一つ、テアニンのもつストレス軽減効果で、よりゆったりとリラックスする時間を過ごせるでしょう。

日常的に運動をしている場合は、運動の前に抹茶を飲むことで、カフェインによる脂肪燃焼効果を得られます（P52）。このように普段から抹茶を飲んだり食べたりすることで、抹茶のチカラを最大限活用したいですね。

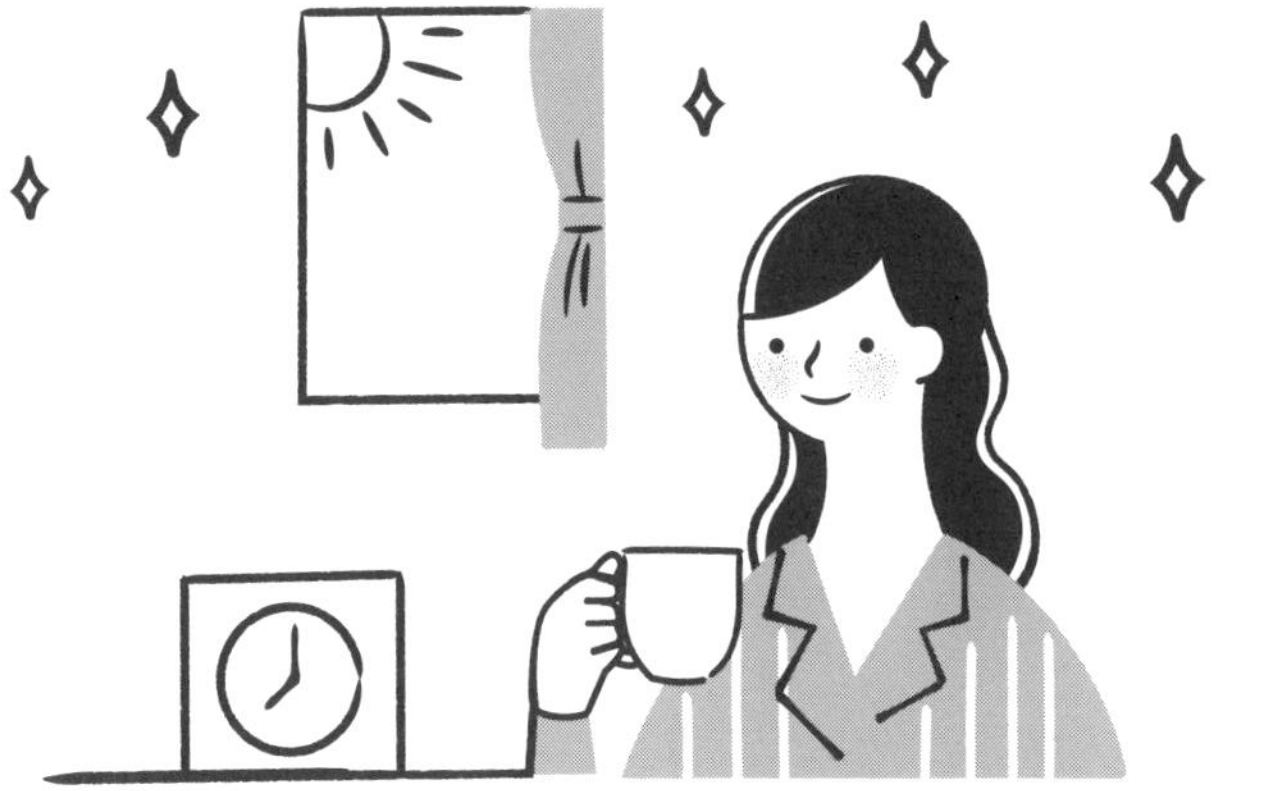

朝 or 日中

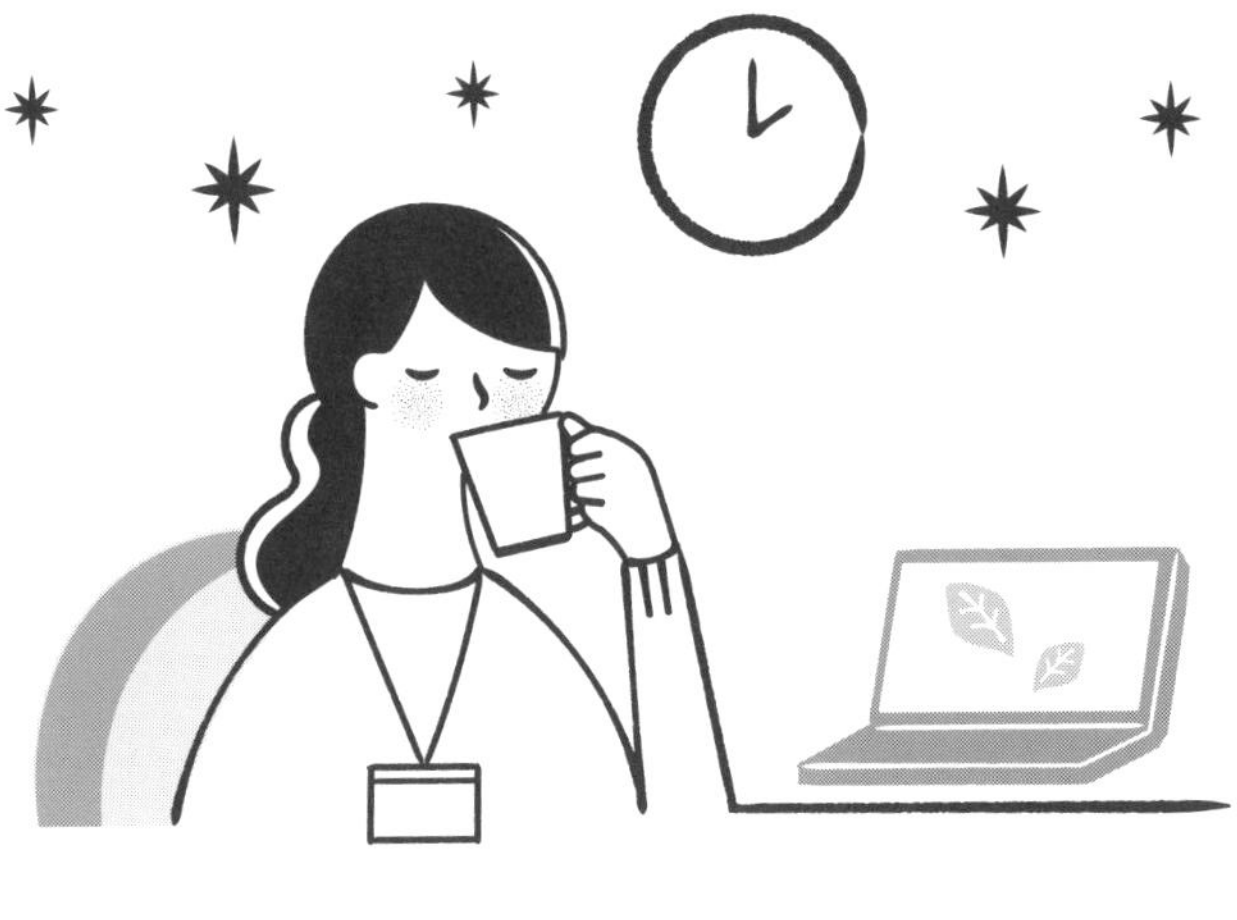

朝昼夜に分けた抹茶の摂取方法

P76～P78のメニューの詳細は第3章（P81～）で紹介しています。

◎朝

朝はドリンクに抹茶をとりいれてはどうでしょうか？　例えば、「抹茶チョコバナナジュース」や「抹茶甘酒アップルジンジャー」などは、朝の目覚めにぴったりです。ミキサーがあればより手軽に作ることができます。抹茶甘酒アップルジンジャーはホットでも合いますので、冬の寒い朝にもよいでしょう。

和食の朝食には、「抹茶おくら納豆」もお手軽ですね。洋食の場合は、「えご抹茶ツナサンド」や「抹茶魚肉ソーセージロール」など、食パンを使った献立もよいでしょう。どのレシピも作り方はとても簡単ですので、朝の忙しい時間にもピッタリです。もちろん、心を落ち着けるために、１杯の抹茶を飲むという習慣もよいのではないでしょうか。朝から抹茶を食べたり飲んだりすることで、カフェインの効果で目覚めもよく、1日の活力をしっかりと得ることができます。

◎昼

昼食は簡単に済ましがちではないでしょうか？ 昼食こそ、しっかりと栄養素やエネルギーを補給できればと思います。「抹茶しらすパスタ」や「抹茶巾」、「いか抹茶飯」など、主食メインの抹茶料理を活用してみてはどうでしょうか。手軽にサッと作ることができて、栄養満点で午後もはつらつと過ごしたいですね。

◎ティータイム

ティータイムは、抹茶を使ったスイーツを楽しみたいですね。合わせる飲みものは抹茶でもよいですし、同じ緑茶から成る煎茶やほうじ茶なども合いそうですね。スイーツのレシピをぜひ活用してください。「抹茶りんごゼリー」は暑い夏にもよいですし、

「抹茶ソース」はバニラアイスにも合います。
好みのスイーツと飲み物で、抹茶をとりいれて、ティータイムに一息入れたいですね。

◎夜

主菜や副菜に抹茶を使った料理を夕食にするとよさそうです。ただし、抹茶を料理に使う場合でも、カフェインを摂取することには変わりありません。カフェインが効きやすい人は抹茶の量を減らしたりするなどの調整が必要ですので、気を付けてください。

抹茶は、和食や洋食を中心にいろいろと活用できます。そして、抹茶は粉末状の食品であり、乳製品、油、マヨネーズなどと混ざりやすく相性もとてもいいので、いろいろな料理に使うことができると思います。その他にも、いつもの料理に抹茶を足してみたり、最後に抹茶を振りかけてみたり、という工夫をして、抹茶の味や香り、美しい緑色を楽しんでみましょう。

第２章

どう飲めばいい？ 力を引き出す抹茶の飲み方

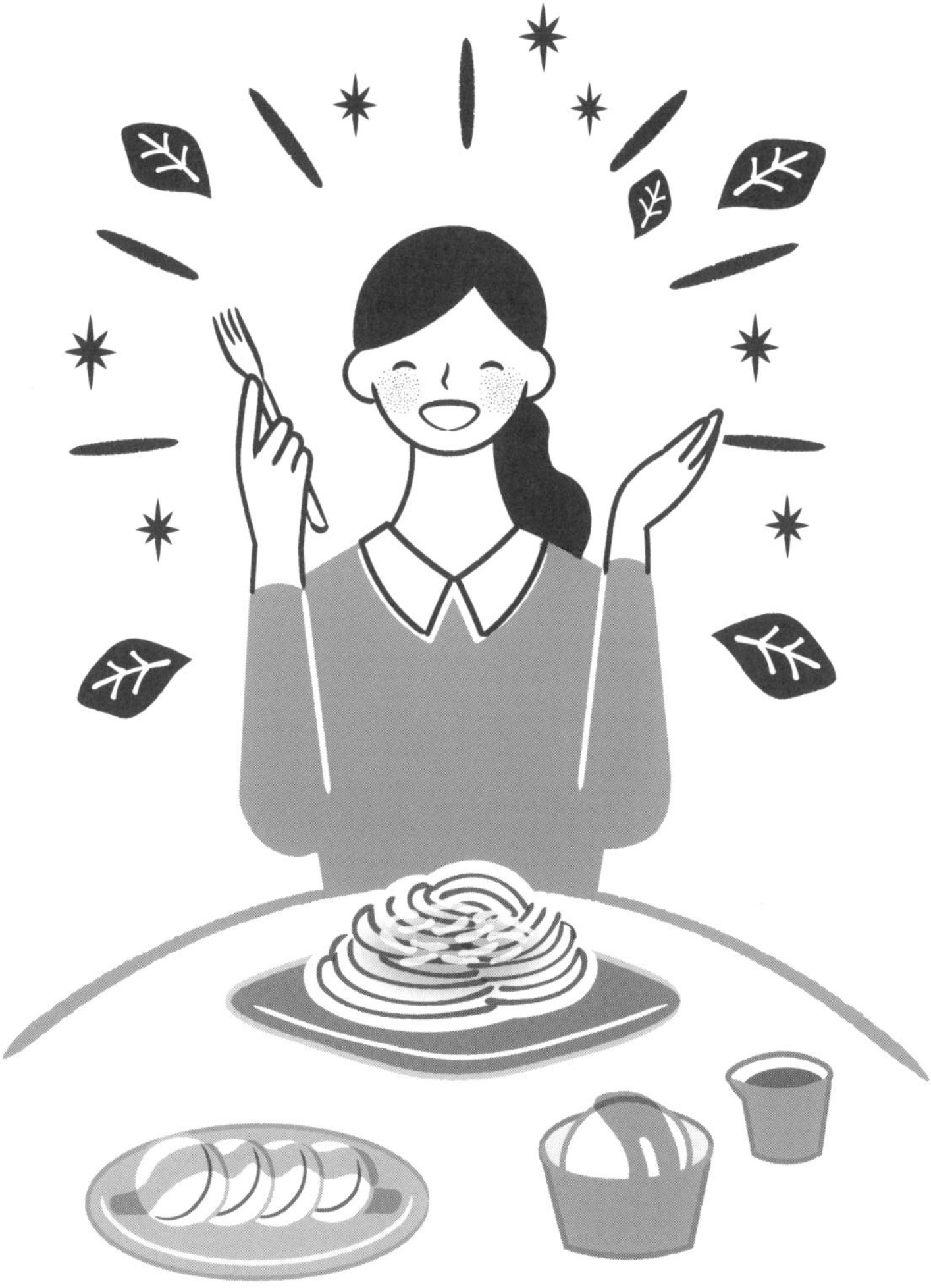

抹茶の効果的な飲み方

まとめ

抹茶・お湯の量 ↓ 抹茶2g・お湯60㎖から（調整する）

水の温度 ↓ 50度程度が好ましい

水の硬度 ↓ おいしいのは軟水

飲む時間帯 ↓ カフェインが効果的な朝と昼に

How to drink Matcha

第3章

毎日とりいれたい！

お手軽抹茶レシピ

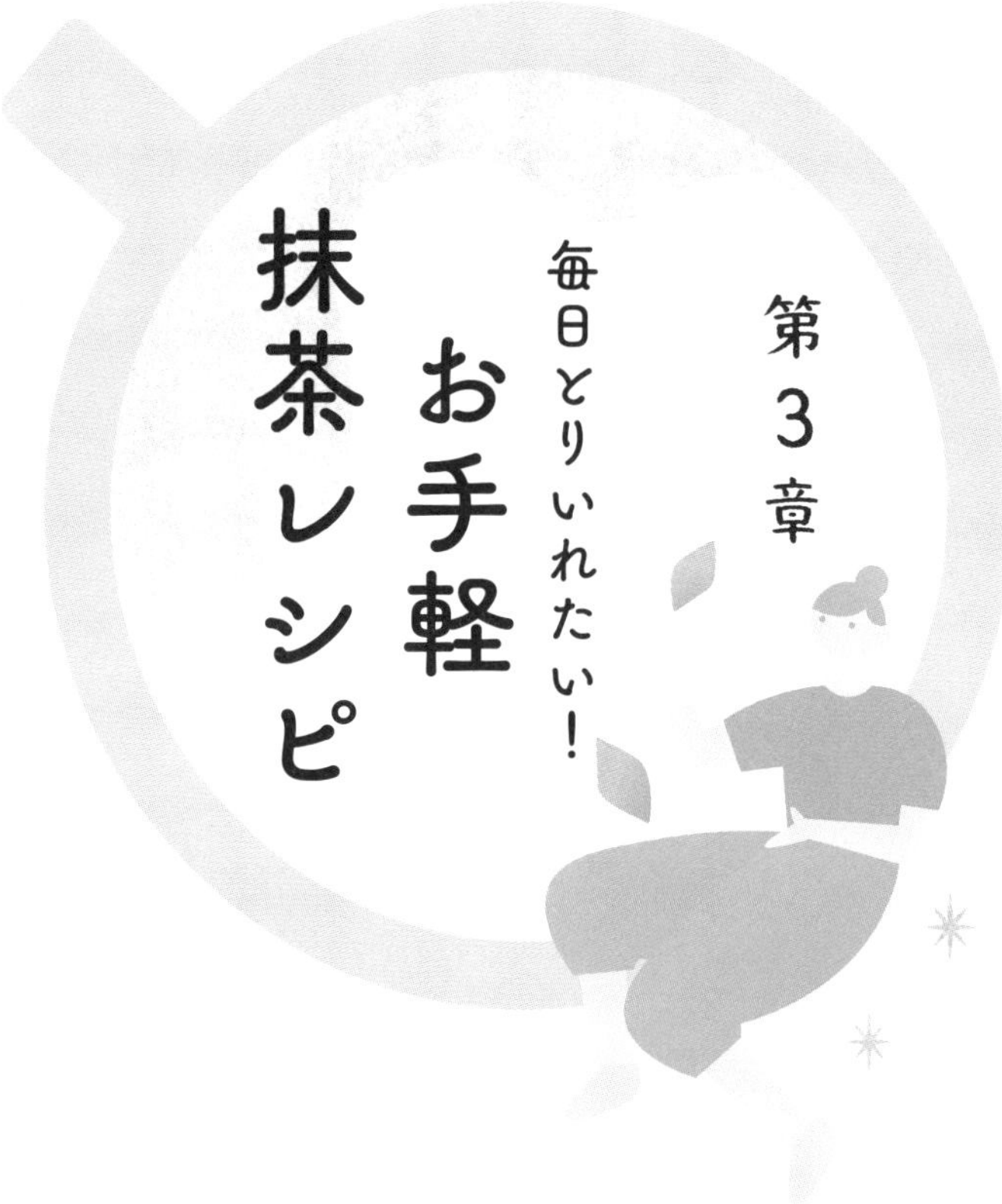

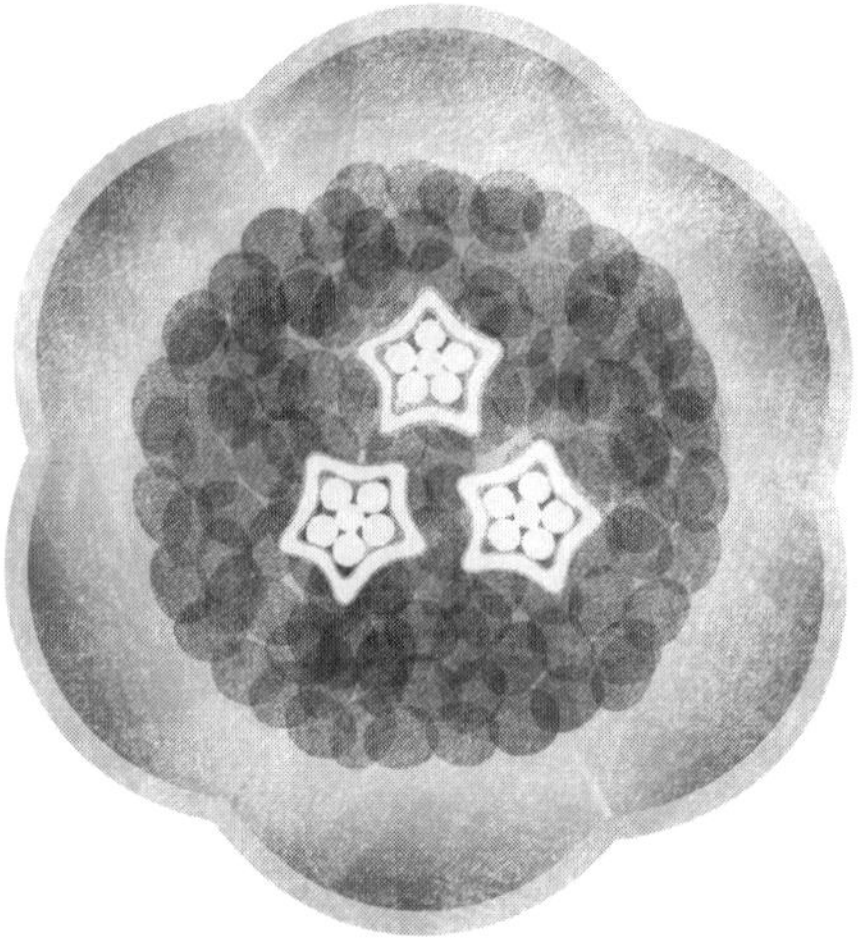

レシピ 1
抹茶おくら納豆

メイン食材の納豆は、大豆を使った日本の伝統的な発酵食品の一つです。市販の納豆1パックの量は40～50ｇくらいで、1パックあたり6・6～8・2ｇのたんぱく質をとることができます。

さらに、筋肉を作るのに必要な必須アミノ酸がバランスよく含まれていますし、大豆のレシチンは総コレステロールを下げる効果もあり、イソフラボンは骨粗しょう症の予防や更年期の不調を改善する効果もあります。

そして、もう一つの材料である夏に旬を迎えるおくらですが、おくらのネバネバ（水溶性食物繊維のペクチンなど）には整腸効果があります。

抹茶にはうま味成分がありますので、納豆に抹茶をプラスすることで、若干ですが味が濃く感じられます。納豆のタレの量はお好みで調整するとよいでしょう。

抹茶おくら納豆

メイン食材：納豆、おくら

5
MIN

材料（2人分）

- 納豆……2パック（100g相当）
- おくら……4本

Ⓐ
- 抹茶……小さじ1
- 添付の納豆のたれ（½袋程度）
- わさび……少々

作り方

❶ おくらは下茹でして、5㎜ほどの輪切りにしておきます。

❷ 納豆をよく混ぜておき、Ⓐを入れてよくかき混ぜ、最後におくらを加え軽く和えて完成です。

レシピ 2

抹茶ポテトサラダ

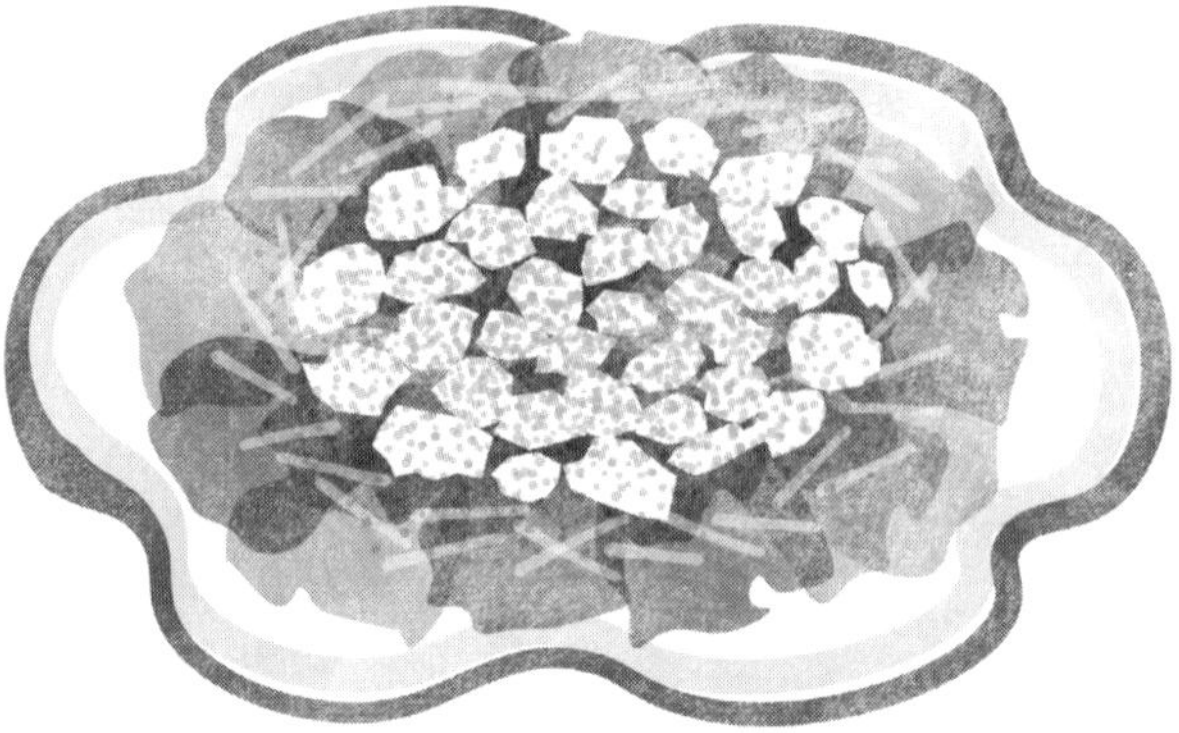

普段野菜をどのくらいの量摂取していますか？生活習慣病などを予防し、健康的な生活を維持するための目標値として、厚生労働省が推進する健康日本21（第二次、平成25年度から10年間の計画）では、1日に野菜類を３５０ｇ以上食べることを推奨されています。

　野菜の摂取量は70歳代がもっとも多いのですが、どの年齢層でも目標量を下回っています。野菜の重さを測りながら食べるのはとても面倒ですので、副菜の小鉢（70g程度）に換算して5皿以上とるとよいとされています。

　野菜は、ビタミン、ミネラル、食物繊維が豊富なものが多いです。そして、低脂肪、低エネルギーでありながら、「かさ」もありますので、満腹感もあります。抹茶ポテトサラダのようにポテトチップスの食感と抹茶の風味を楽しみながら、野菜をしっかり食べましょう。

抹茶ポテトサラダ

メイン食材：野菜類

5 MIN

材料（2人分）

Ⓐ
- ポテトチップス（市販）……20g
- 抹茶……小さじ½
- 塩……ひとつまみ

- お好みの野菜サラダ……適量（レタスなど）

作り方

❶ Ⓐをビニール袋に入れて、軽く砕きます。

❷ ❶をお好みの野菜サラダにのせて完成です。

レシピ 3
簡単鶏ハムの抹茶ソース

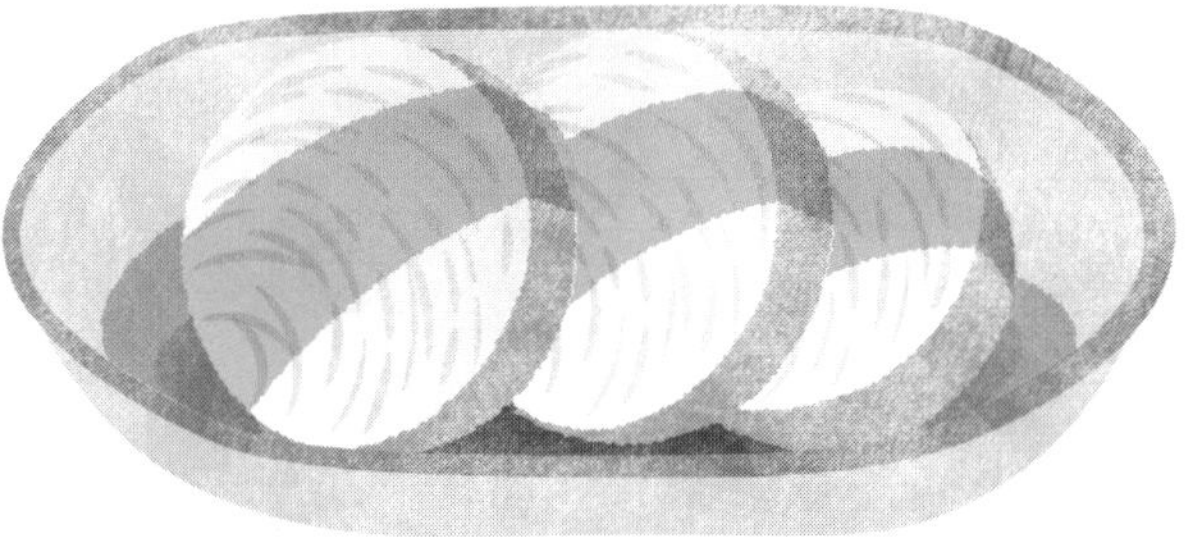

鶏肉は良質なたんぱく質源です。鶏むね肉（皮なし）には１００ｇあたりたんぱく質が24・４ｇも含まれているので、１００ｇあたりのたんぱく質量としては食品の中でも比較的多いほうです。

１日に必要なたんぱく質量は成人男性で60～65ｇ、成人女性で50ｇとされていますので、鶏むね肉を１００ｇ程度食べると、１日の必要量の約半分程度のたんぱく質を摂取することができます。

さらに、鶏むね肉やささみ肉は牛肉や豚肉に比べて脂質が低く、低エネルギーかつヘルシーなので、ダイエットやトレーニング時の食事にも人気です。脂質を抑えたい場合は、皮なしのものを選んだり、調理前に皮を取るとよいでしょう。

鶏ハムのソースに抹茶を使うことで、抹茶のうま味も活用できるので、鶏ハムのおいしさも引き立ちます。

簡単鶏ハムの抹茶ソース

メイン食材：鶏むね肉

90 MIN

材料（2人分）

鶏ハム
- 鶏むね肉……1枚（200〜250g程度）
- Ⓐ砂糖……小さじ1
- Ⓐ塩……小さじ½

抹茶ソース
- 抹茶……小さじ½
- オリーブオイル……大さじ1
- Ⓑはちみつ……小さじ1
- Ⓑレモン汁……小さじ1

作り方

❶ 鶏むね肉は皮を取り、表面にⒶをもみ込んで、筒状に丸めてラップで包み10分ほどおきます（この状態で一晩程度冷蔵庫でねかせておくことも可能です）。

❷ 抹茶にオリーブオイルを入れて溶き、Ⓑを加えさらに混ぜ合わせ抹茶ソースを作ります。

❸ ❶をポリ袋に入れ、空気をしっかり抜き、ポリ袋の口を結んで閉じます。

❹ 鍋にお湯を沸かし❸を入れて、5分ほど加熱します。

❺ 5分後に火を止め、蓋をして鍋の中にそのまま1時間おいておきます。冷えてから食べやすい幅に切り、上から❷をかけて完成です。

レシピ４　抹茶ムニエル

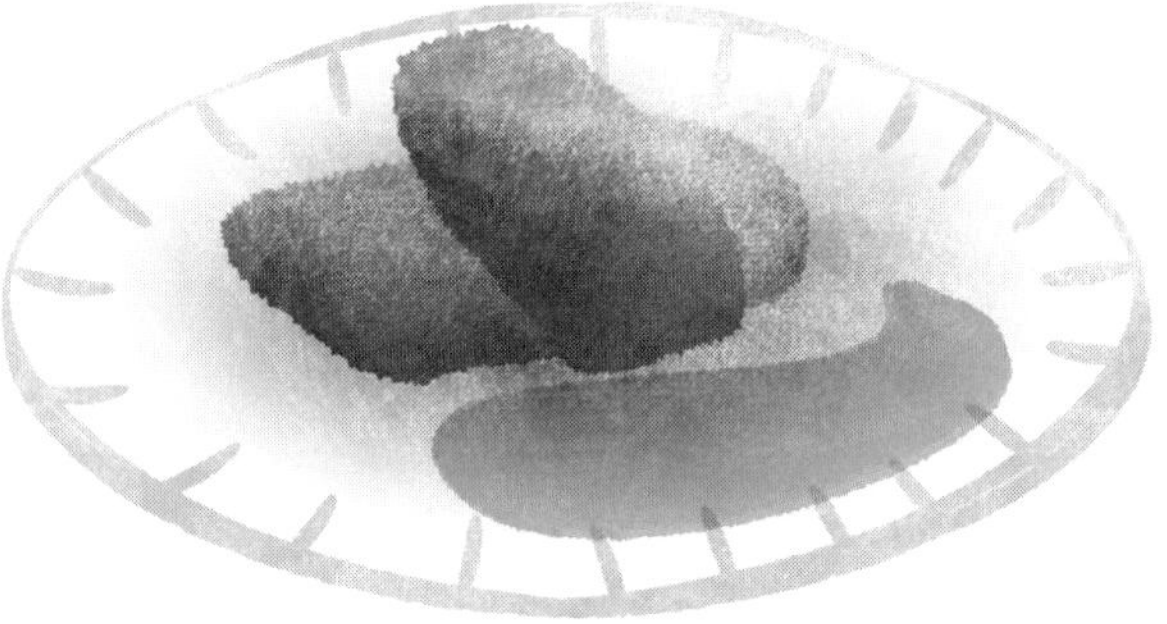

　タラは寒流系の代表的な魚で、北の海が漁場となっています。年間を通して漁獲されますが、旬は冬です。冬になると、鍋の食材としてもよく見かけますね。切り身で購入することも多いと思いますが、身の表面に透明感のあるものを選びましょう。

　タラには１００ｇあたり１７・６ｇのたんぱく質が含まれています。魚の中でも高たんぱく質で低エネルギー、他の魚に比べて比較的脂質も少なく、ヘルシーな食材です。あっさりした味わいなので、ムニエルには最適です。

　また、タラにはビタミンDが１００ｇあたり１μｇも含まれています。ビタミンDは脂溶性ビタミンなので、バターで焼いてムニエルにすることで、ビタミンDを効率よくとることができます。

　ビタミンDはカルシウムと同時にとることで、カルシウム吸収のサポートに役立ちますので、抹茶ソースの抹茶に含まれているカルシウムの吸収効率も向上します。

抹茶ムニエル

メイン食材：タラ

15 MIN

材料（2人分）

ムニエル

- タラ……4切れ（130g相当）
- 抹茶……小さじ1
- 塩……少々
- コショウ……少々
- 小麦粉……適量

ソース

Ⓐ
- 抹茶……小さじ½
- 味噌……小さじ1
- マヨネーズ……小さじ1

作り方

❶ タラの両面に塩とコショウを均一にふり、抹茶を混ぜた小麦粉をまぶします。

❷ Ⓐを混ぜソースを作っておきます。

❸ フライパンを熱してバター20gを溶かし、弱火〜中火で皮目から焼いて、全体の⅔程に火が通ったら裏返して焼き上げます。

❹ ❷を添えて完成です。

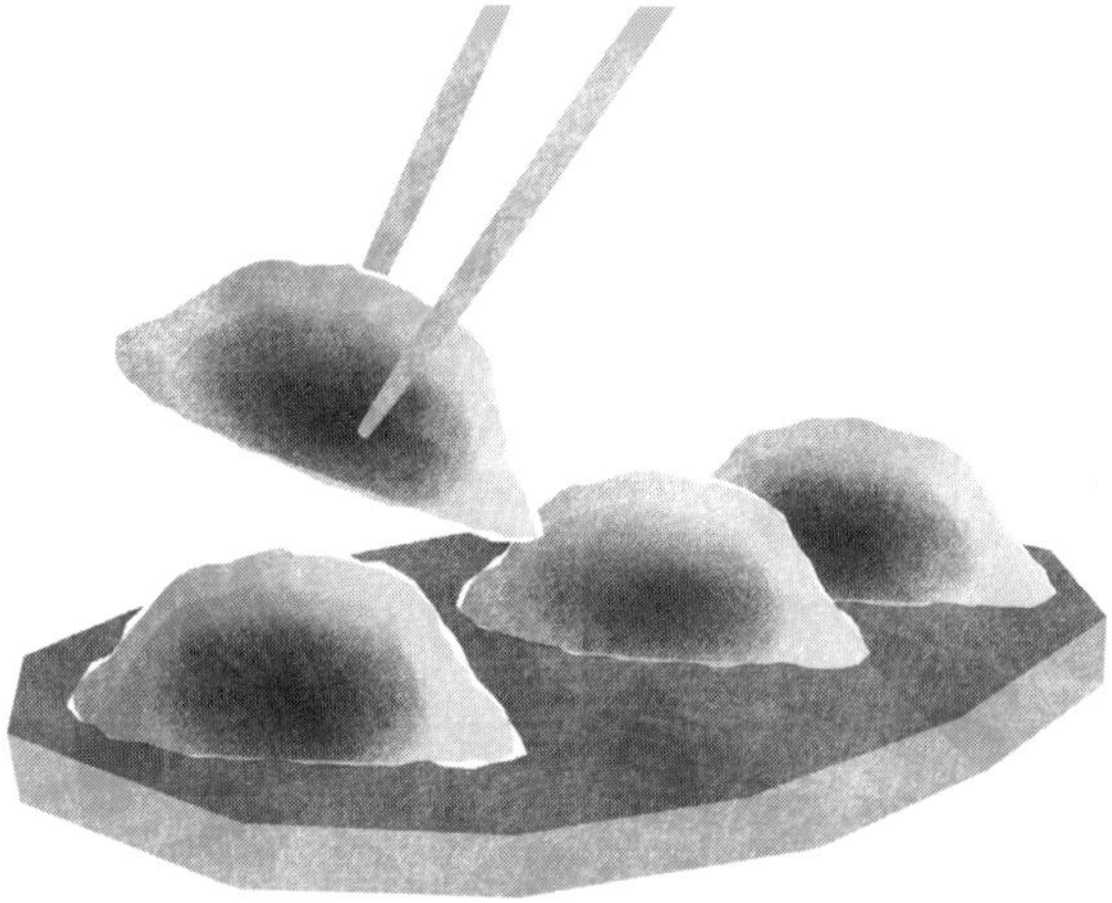

レシピ5 サバ缶抹茶餃子

　缶詰の中でも人気となっているサバ缶を、保存食やストック食材として活用している人も多いのではないでしょうか。最近では、オリーブオイル漬けや醤油味、エスニック風味など、種類も豊富に出回っています。サバ缶抹茶餃子では水煮缶を使いました。抹茶を合わせることで、サバ缶の独特の生臭さも軽減されます。

　サバは青魚ですので、ＤＨＡ（ドコサヘキサエン酸）やＥＰＡ（エイコサペンタエン酸）が豊富です。ＤＨＡとＥＰＡは必須脂肪酸の一つで、血液中の中性脂肪やコレステロールを下げる働きがあり、記憶力の向上の効果も期待できます。サバ缶の汁にも同様に溶け込んでいますので、味噌汁などの出汁として活用しましょう。

　ＤＨＡとＥＰＡはどちらも酸素により酸化しやすいのですが、サバ缶はサバを新鮮なうちに真空で加工するため、効果が残っています。

サバ缶抹茶餃子

メイン食材：サバ

40 MIN

材料（2人分）

- サバ水煮缶……½缶（100g相当）
- キャベツ……葉1枚（50g相当）
- Ⓐ生姜……1かけ
- Ⓐ醤油……小さじ½
- Ⓐ抹茶……小さじ1
- 餃子の皮……12～14枚

作り方

❶ キャベツをみじん切りにして軽く塩を振り、10分ほど置いてから、水気を絞っておきます。サバ缶は汁気を切っておきます。

❷ ❶をボウルに入れてよく混ぜ、Ⓐを加えてさらに練っておきます。

❸ ❷を25等分し、餃子の皮で包みます。

❹ フライパンに油大さじ1 を熱して、❸の餃子の半量を並べ入れて中火で焼きます。
焼き色がついたら水カップ¼を加えて蓋をして、蒸し焼きにします。水分がなくなったら、強火にしてこんがりと焼いたら完成です。残りも同じように焼きます。

レシピ６ 抹茶焼き芋グラタン

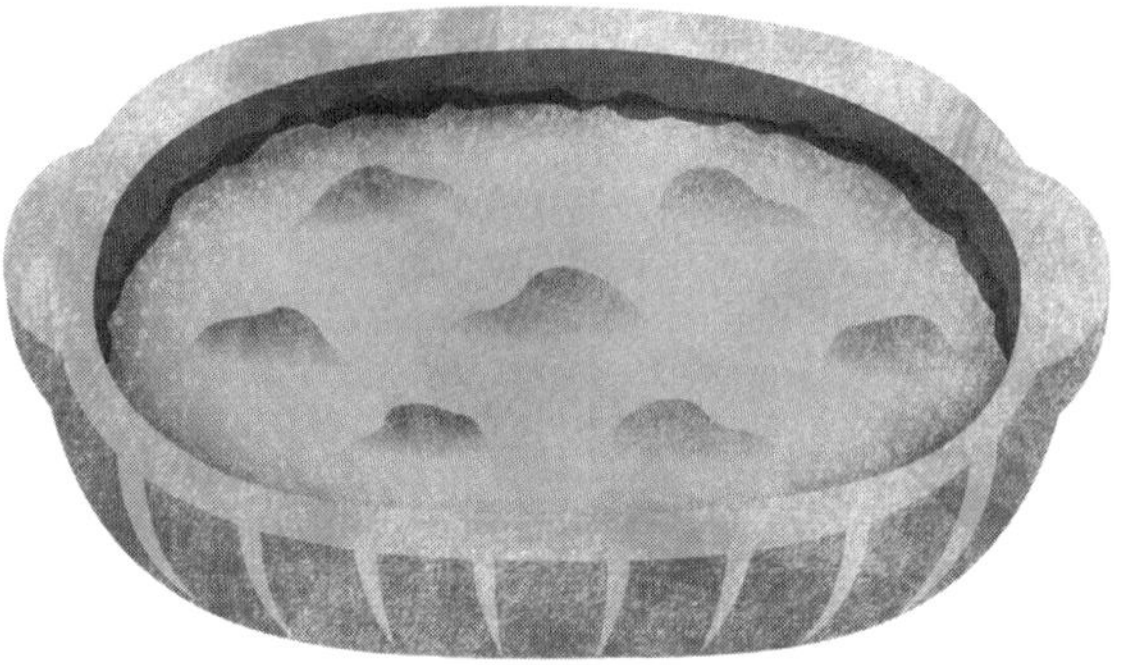

さつまいもの収穫時期は８～11月ですが、数か月貯蔵することにより余分な水分が抜けて、甘味が増すといわれています。

さつまいもといえば、焼き芋ですね。焼き芋は、食物繊維が豊富で、食物繊維の総量は１００ｇあたり３・５ｇです。食物繊維の摂取目標量は成人男性で21ｇ以上、成人女性で18ｇ以上とされていて、焼き芋１００ｇで⅙程度摂取することができます。

同じ重さの生のレタスでは１００ｇあたり１・１ｇ程度ですので、レタスの３倍の食物繊維をとることができます。生のレタスは「かさ」が多くなるので、焼き芋のほうが簡単に食物繊維を摂取するのに適していますね。

抹茶を振りかけることで、味が引き締まり、香りもプラスされるので、おいしく食物繊維を摂取することができます。食物繊維を上手にとることで、毎日のお通じのリズムを作りましょう。

抹茶焼き芋グラタン

メイン食材：さつまいも

30 MIN

材料（2人分）

- 玉ねぎ……80g
- 小麦粉……20g
- 牛乳……200g～お好みで
- 焼き芋（市販品）……適量
- 抹茶……小さじ1～お好みで
- チーズ……お好みで
- 塩……少々

作り方

❶ 焼き芋を一口サイズにして、抹茶と和えます。

❷ フライパンに、みじん切りにした玉ねぎ、バター20gを入れて中火で炒めます。玉ねぎに火が通ったら、小麦粉を加え粉っぽさがなくなるまで炒め、牛乳を少しずつ足してお好みの濃さのホワイトソースにし、塩で味を整えます。

❸ ❶を耐熱容器に入れ❷を上からそそぎ、お好みでチーズをのせて、オーブントースターで焼き目がつくまで10分焼きます。

❹ 上から抹茶を振りかけて完成です。

レシピ 7

抹茶と柚子de ハニー里芋田楽

第25回お茶料理コンテスト
料理部門優秀賞　受賞作品

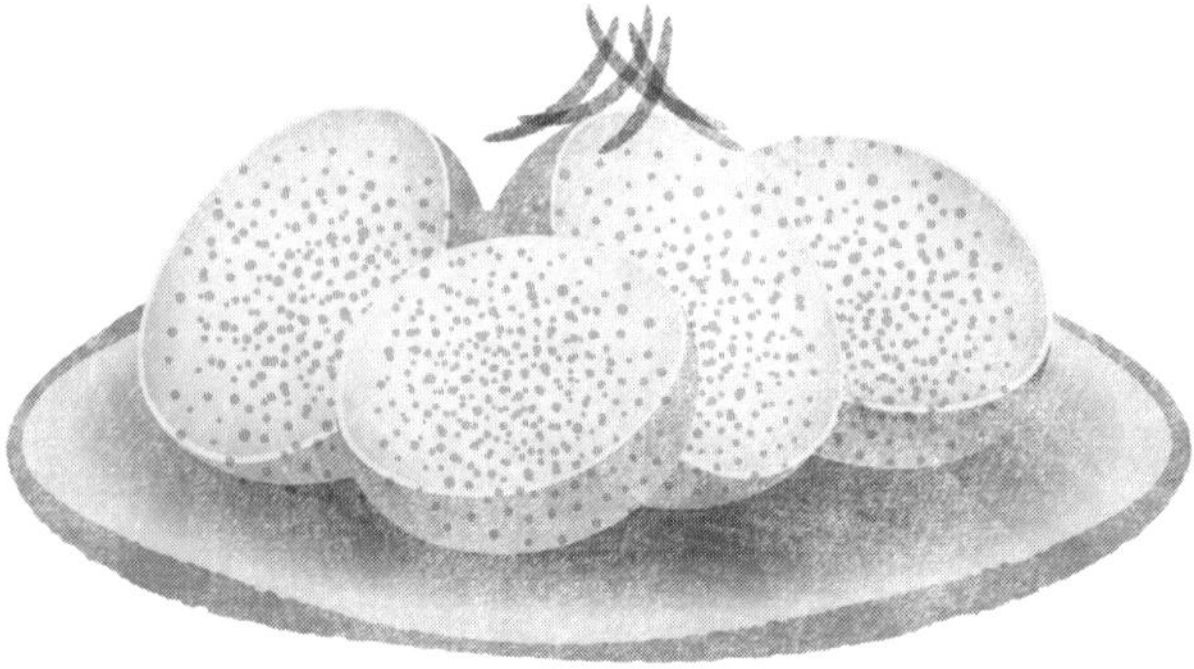

里芋は、「里で作られるいも」から名付けられたとされ、たくさんの種類があり、秋から冬にかけて旬を迎えます。

皮をむくとぬめりがあり、食感もねっとりとしているところが特徴的です。里芋のぬめりは、食物繊維のガラクタンとムチンです。ガラクタンは糖たんぱく質、ムチンは多糖類の一種で、便秘解消にも役立ちます。さらに、ムチンには胃粘膜を保護する役目もあり、里芋は胃にも優しい食材といえます。

日本各地で食べ継がれている味噌田楽にハチミツと白味噌を使うことで、よりマイルドな優しい味に仕上げたことが特徴です。柚子の爽やかな香りにはリラックス効果もあるとされています。やわらかな抹茶の香り、そしてテアニンのリラックス効果とともに、心と体に優しいレシピです。

抹茶と柚子deハニー里芋田楽

メイン食材：里芋

20 MIN

材料（2人分）

- 里芋……120g
- Ⓐ
  - 抹茶……小さじ¼
  - 白味噌……小さじ1
  - ハチミツ……小さじ½強
- 柚子皮……⅛個分

作り方

❶ 里芋は皮を剥いておき（大きいものは切る）クッキングペーパーに包んでから、水でぬらして電子レンジで加熱します。加熱時間の目安は、竹串がスッと入るくらいです。

❷ ボウルに❶とⒶを入れ、よく和えます。

❸ 柚子皮は、包丁でそぎ、細かい千切りにしておきます。

❹ 器に❷を盛り付け、❸を上に添えて完成です。

第21回お茶料理コンテスト
料理部門優秀賞　受賞作品

レシピ 8
抹茶と海老の菖蒲蒸し

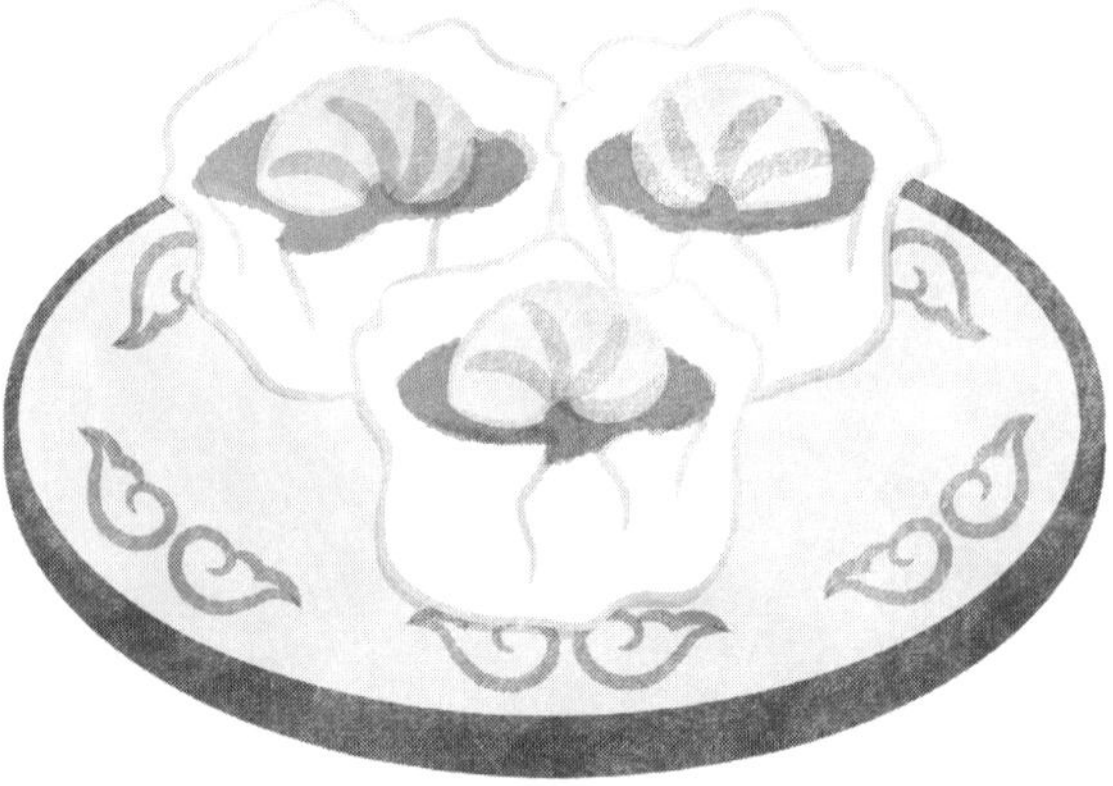

このレシピ名の菖蒲蒸しの「菖蒲」は、平安時代の装束の襲色目《かさねいろめ》の名称でもあり、表を青、裏を紅梅に重ねた、4~5月の夏の色からヒントを得たそうです。抹茶の緑色と加熱した海老のピンク色を「菖蒲」の葉と根の色に見立てたレシピで、とても色鮮やかです。

材料に使われている海老は、おせち料理や結婚披露宴の料理などでもよく食され、縁起もよく、日本人には欠かせない食材で、人気がある上に、高たんぱく質かつ低エネルギーです。海老の赤い色素であるアスタキサンチンは、抗酸化作用もあるので、アンチエイジング効果があるといわれています。

アスタキサンチンには、身体や目の疲労回復の効果もありますので、日常の食事にも積極的にとりいれたいですね。抹茶も入っていますので、抹茶の抗酸化作用も期待できます。

抹茶と海老の菖蒲蒸し

25 MIN

メイン食材：海老

材料（2人分）

- はんぺん……25g
- 絹ごし豆腐……25g
- むき海老……40g
- 玉ねぎ……40g
- シュウマイの皮……8枚
- 抹茶……小さじ¾
- 酒……小さじ¼強
- Ⓐ
  - 砂糖……小さじ¼強
  - 片栗粉……大さじ½
  - マヨネーズ……大さじ½
- 塩・酒（下味用）……適量
- 抹茶（飾り用）……適量

作り方

❶ 玉ねぎはみじん切り、むき海老は2～3尾を飾り用にぶつ切りにして、少量の塩と酒で下味をつけます。残りの海老は粗みじん切りにします。

❷ 小さく切ったはんぺんに豆腐を入れ、マッシャー等で軽くつぶします。

❸ 抹茶を酒で練り溶き、Ⓐを加え混ぜ合わせておきます。

❹ ❶、❷、❸を混ぜ合わせ、シュウマイの皮で包み、飾り用の海老をのせます。

❺ 蒸気の上がった蒸し器で、強火で7分蒸したら器にのせ、抹茶を散らして完成です。

レシピ 9　えごま抹茶ツナサンド

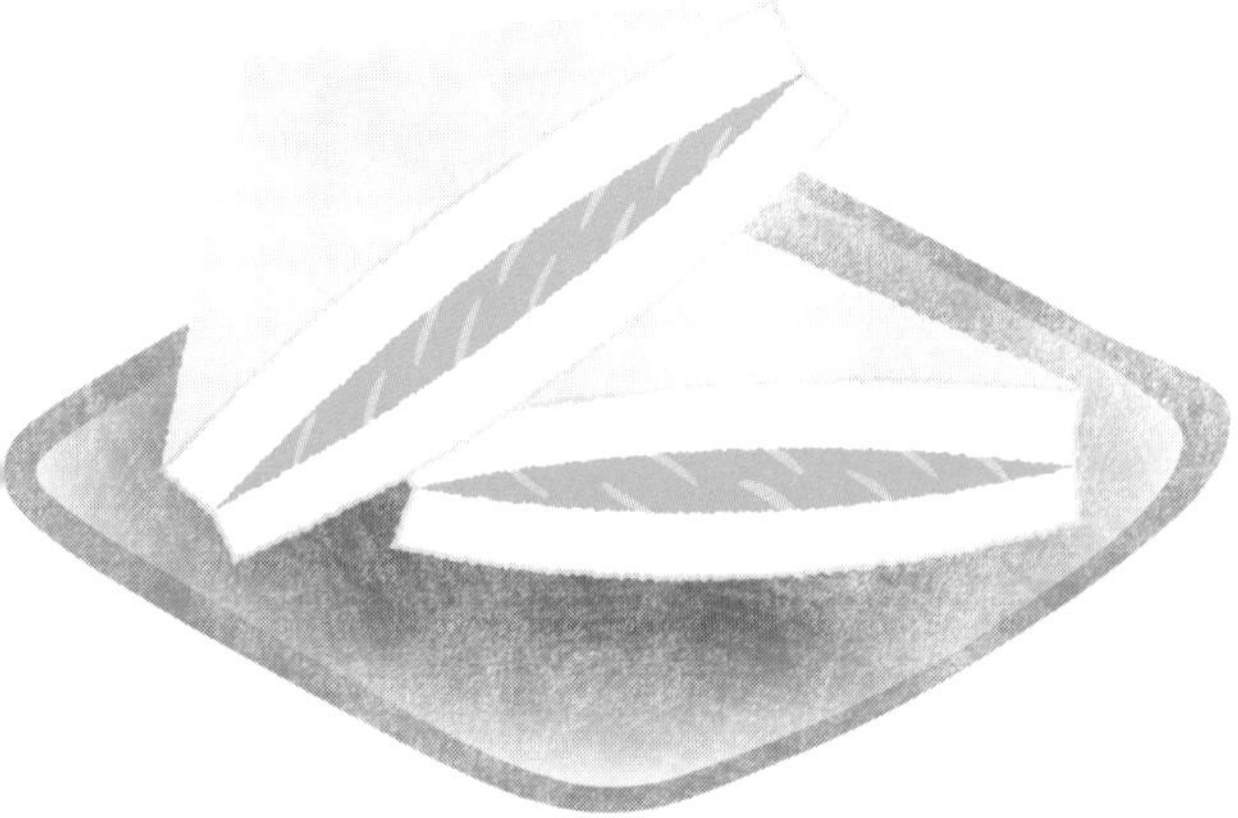

えごま油は、シソ科のえごまの種子から得られる油です。私たちの食生活に不足しがちなオメガ3（ω3）脂肪酸の一つであるα-リノレン酸を豊富に含んでいます。オメガ3脂肪酸は、このα-リノレン酸のほか、魚に多く含まれるDHAやEPAがあります。

日本人は昔から魚をよく食べていましたが、近年は魚の摂取量は減ってきているので、このオメガ3脂肪酸の摂取量も減ってきました。

そこで、えごま油やあまに油からオメガ3脂肪酸を取ることが健康に直結すると注目されています。えごま油やあまに油は、いずれも酸化しやすいので、加熱調理には向きません。適量とされる1日小さじ1杯程度を食材に混ぜて食べたり、汁物や飲み物に加えて摂取するなどがおすすめです。

抹茶も油によくなじみますので、えごま油に加えて抹茶のチカラもカラダにとりいれましょう。

えご抹茶ツナサンド

メイン食材：えごま油

10 MIN

材料(2人分)

- 食パン(10枚切りまたはサンドイッチ用)……4枚
- ツナ缶(ノンオイルタイプ)……1缶
- Ⓐ えごま油……小さじ3
- Ⓐ 抹茶……小さじ1〜お好みで
- Ⓐ 塩……ひとつまみ
- マヨネーズ……適量

作り方

❶ ツナ缶の汁気を切り、Ⓐと混ぜ合わせます。

❷ 食パンの耳がある場合は切り落とし、食パンにマヨネーズを薄く塗り、❶を挟んで完成です。

レシピ
10

抹茶魚肉ソーセージロール

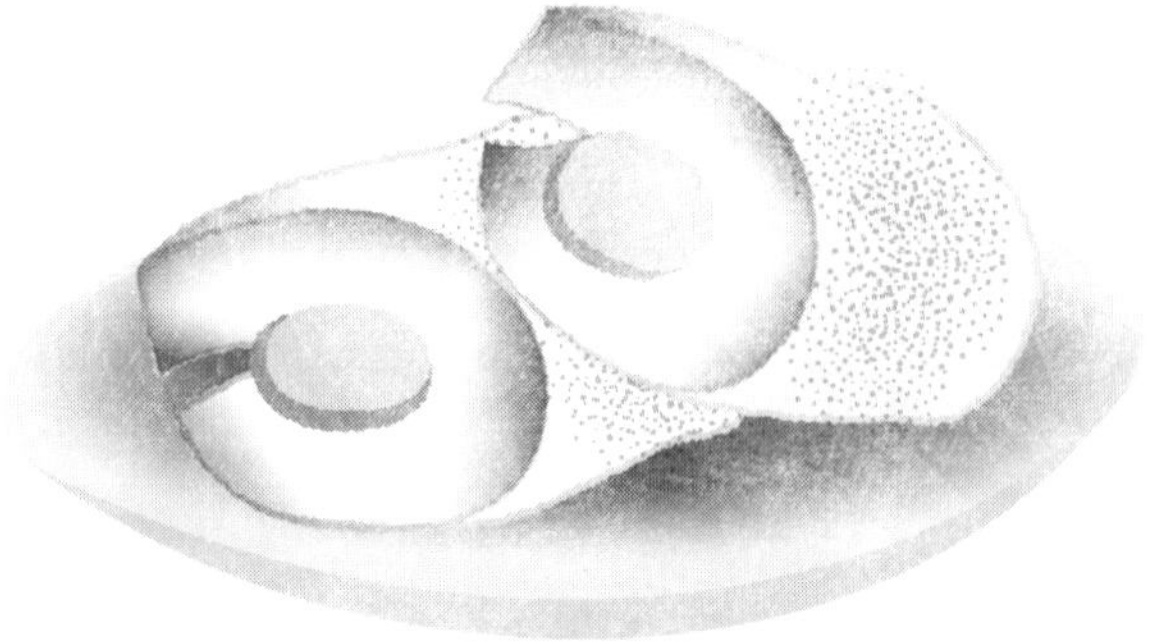

魚肉ソーセージと聞くと、どことなく懐かしさのある響きの食材です。そのまま食べてもおいしい魚肉ソーセージは保存性もあり、手軽な食材の一つですが、実はたんぱく質が１００ｇあたり１１・５ｇ含まれている高たんぱく質食品なのです。

さらに、魚肉を使っているので、ＤＨＡやＥＰＡが豊富に含まれているのもうれしいですね。そしてカルシウムも牛乳とほぼ同じ量の１００ｇあたり１００㎎含まれています。手軽なのに栄養価も高く、注目したい食材です。

ただし、加工食品なので食塩量には注意が必要ですが、味付けをシンプルにすると、いろいろな料理の食材として活用できるのではないでしょうか。

魚肉ソーセージと抹茶の組み合わせは意外かもしれませんが、目にも鮮やかで、簡単ですので、ぜひお試しください。

抹茶魚肉ソーセージロール

メイン食材：魚肉ソーセージ

10 MIN

材料（2人分）

- 食パン（10枚切りまたはサンドイッチ用）……4枚
- 魚肉ソーセージ……2本（140g相当）
- 抹茶……小さじ½
- マヨネーズ……小さじ2

作り方

❶ 食パンの耳がある場合は切り落とし、マヨネーズを塗って、分量の1/2の量の抹茶を振りかけます。

❷ ❶に魚肉ソーセージをのせて巻き、巻き終わりを合わせて爪楊枝でとめます。

❸ ❷をトースターでこんがりと焼き目がつくくらい焼いて、❶で余った抹茶を振りかけて完成です。

レシピ 11 抹茶しらすパスタ

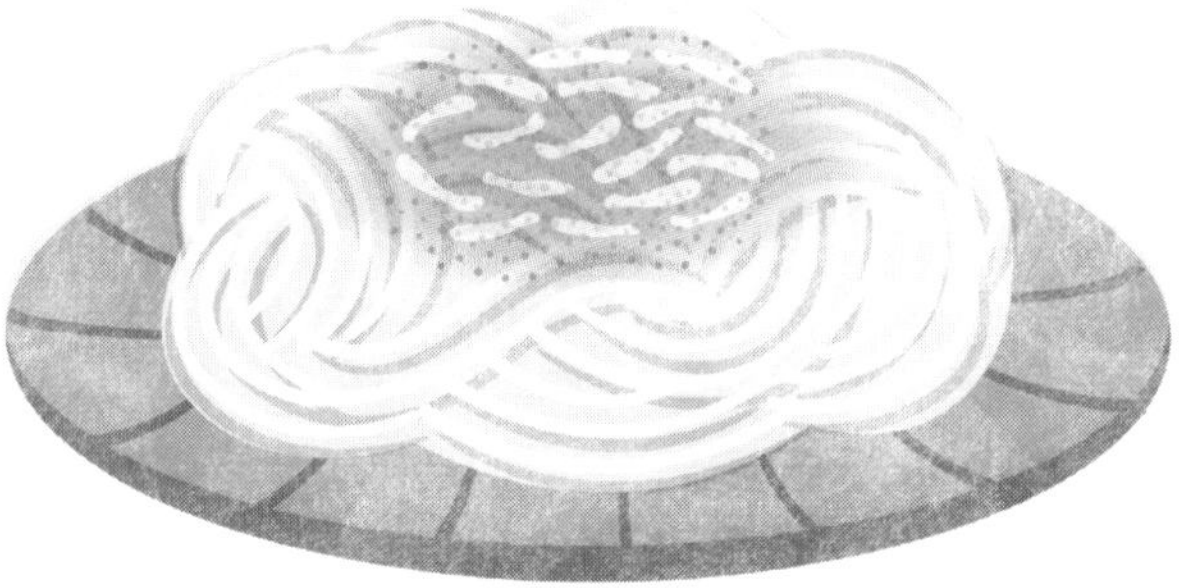

しらすの産地は、兵庫県、静岡県、神奈川県、茨城県などで、カタクチイワシやマイワシの稚魚です。しらすは、乾燥の度合いによって呼び方が変わり、「釜揚げしらす」「たたみいわし」「ちりめんじゃこ」「しらす干し」などに加工されます。

しらすは通年漁獲されますが、旬は春と秋の２回あります。小さな魚をまるごと食べることになるので、今回使った釜揚げしらすの場合、１００gあたりカルシウムは１９０㎎、ビタミンDは４・２μgと豊富に含まれています。

ビタミンDは、カルシウムの吸収を助ける働きがあるので、一緒に摂取することができるしらすは、骨粗しょう症予防や骨と歯の健康維持に役立ちます。抹茶にもビタミンDが含まれますので、抹茶をプラスすることで、ダブルの効果が得られます。

抹茶しらすパスタ

メイン食材：しらす

20 MIN

材料（2人分）

- スパゲッティ……200g
- 釜揚げしらす（生食用）……4g～お好みで

Ⓐ
- マヨネーズ……12g
- 味噌……4g
- 砂糖……4g

- 抹茶……小さじ½～お好みで

作り方

❶ Ⓐを混ぜ合わせておきます。

❷ スパゲッティを袋の表示時間どおりに茹でて、❶と和えます。

❸ ❷を皿に盛り付けて、しらすとお好みの量の抹茶を振りかけて完成です。

レシピ12 抹茶巾

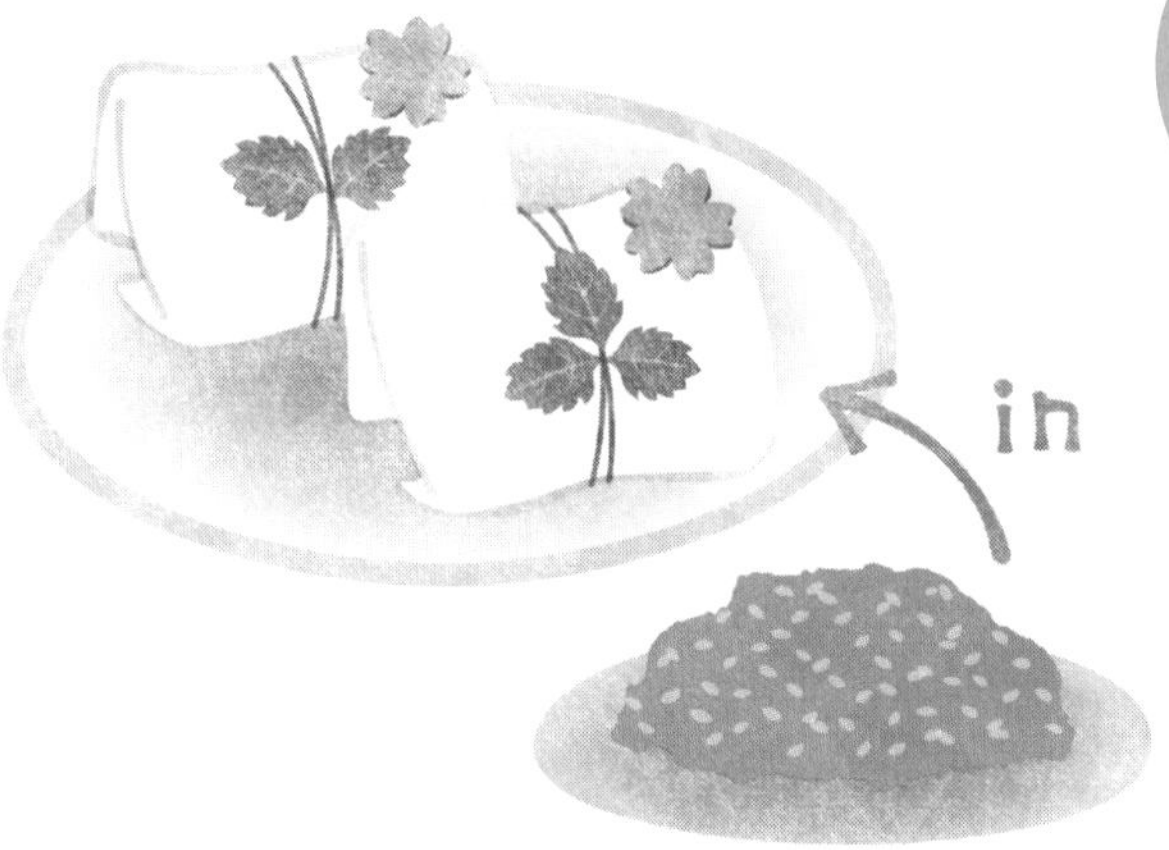

卵は栄養価が高い食品の一つです。特に卵のたんぱく質は良質のたんぱく質です。

たんぱく質を良質かどうか判断する際の基準の一つにアミノ酸スコアがあります。アミノ酸スコアとは、必須アミノ酸がバランスよく含まれているかどうかを示した数値です。必須アミノ酸は体内で合成することができない9種類のアミノ酸のことで、食べ物から摂取する必要があります。

そのため、アミノ酸スコアが高いほど良質なたんぱく質を含むことになり、卵のアミノ酸スコアは１００ですので、良質なたんぱく質であることがわかります。もちろん、肉や魚、牛乳などもアミノ酸スコアは１００ですが、卵は食材として手軽で、生でも食べることもできるので、利用価値が高い食材の一つであるといえます。

抹茶巾を割ったときの卵の黄色と抹茶の緑は、目にも鮮やかで、見ているだけでもリラックス効果が得られます。

抹茶巾

メイン食材：卵

25 MIN

材料（2人分）

ご飯

- 温かいご飯……200ｇ

ご飯用調味料

Ⓐ
- 抹茶……小さじ1～お好みで
- 醤油……小さじ½
- 塩……ひとつまみ
- 砂糖……小さじ1

- 卵2個

薄焼き卵用調味料

Ⓑ
- 片栗粉……小さじ½
- 水……小さじ1
- 塩……ひとつまみ
- 砂糖……小さじ1

- お好みの具材……
エビ、ハム、三つ葉など

作り方

❶ 温かいご飯にⒶを入れてよく混ぜておきます。

❷ 卵を溶き、Ⓑを加えて混ぜ合わせ、油大さじ1を薄くひいたフライパンにまんべんなく流し広げて中火で薄焼き卵を2枚焼きます。

❸ ❷で❶のご飯を包み、お好みの具材で飾り付けて完成です。

レシピ13 いか抹茶飯

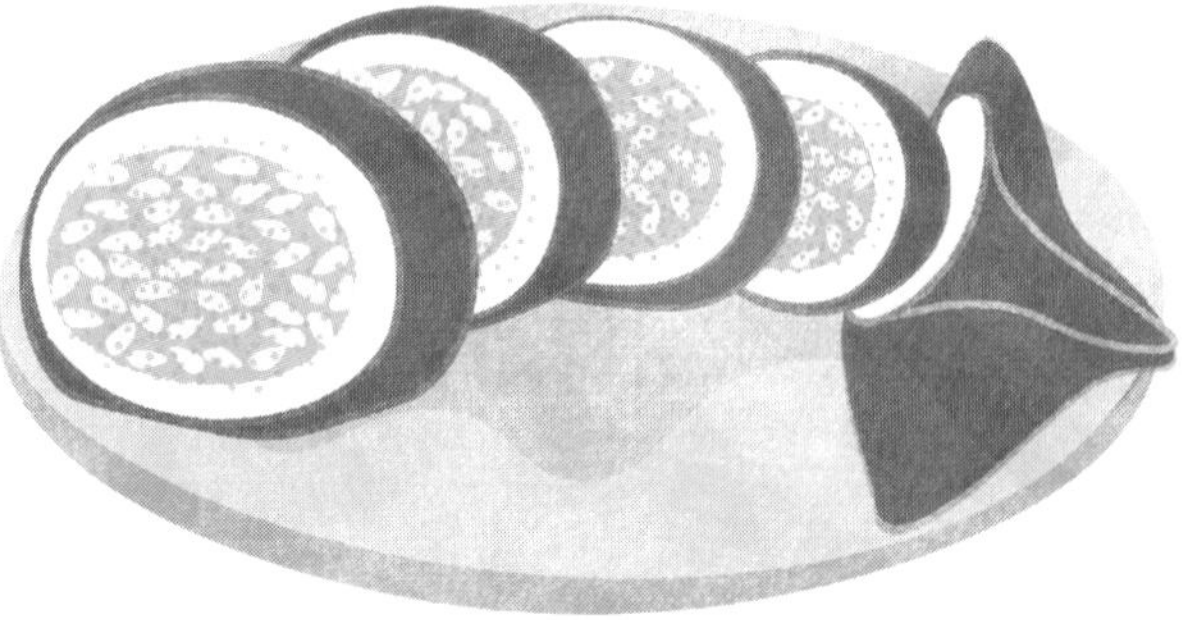

いかにはたくさんの種類がありますが、代表的なものは、するめいか、あかいか、みずいかなどです。いかの旬は種類により異なりますが、新鮮であれば、お刺身でも楽しむことができます。

いかは高たんぱく質かつ低脂質で、注目の栄養素・タウリンが豊富に含まれています。タウリンは含硫アミノ酸といわれる物質で、いかのほか、貝類やたこなどの軟体動物に含まれています。摂取したあとに体内で胆汁酸と結びつくことで、コレステロールを減らす効果や、心臓や肝臓の機能を高めるなどの効果があるといわれています。市販されている栄養ドリンクの成分としても有名ですね。

ヘルシー食材のいかを積極的にとりいれてみたいですね。いかと抹茶の甘さもとても合います。いかの生臭さも軽減されますので、駅弁で有名ないかめしをお家でも楽しんでください。

いか抹茶飯

メイン食材：いか

25 MIN

材料（2人分）

- いか……2杯（200g相当）
- 温かいご飯……160g

ご飯用

Ⓐ
- 醤油……小さじ1
- 砂糖……小さじ1
- 抹茶……小さじ1〜お好みで

煮汁用

Ⓑ
- 酒……大さじ3
- 醤油……大さじ3
- 砂糖……小さじ1
- おろし生姜……小さじ1

作り方

❶ いかのワタなどを取り除き、下処理をします。

❷ 温かいご飯とⒶを混ぜておきます。

❸ いかに❷を詰めて、くちの部分を爪楊枝でとめておきます。

❹ 鍋にⒷを全て入れて沸騰したら、❸を加え蓋をして弱火で2分ほど煮ます。一度、ひっくり返してさらに3分煮て完成です。

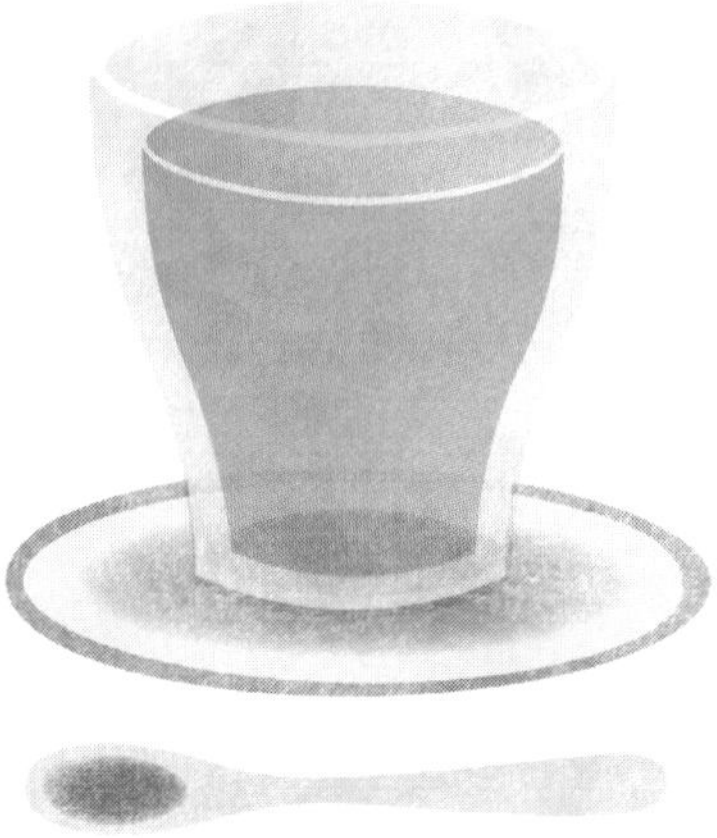

レシピ14 抹茶りんごゼリー

「1日1個のりんごを食べていれば医者いらず」「りんごが赤くなると医者が青くなる」などということわざがあるほど、りんごは健康にいいとされています。

　りんごは秋から冬にかけて旬を迎えますが、今では貯蔵方法（ＣＡ貯蔵：Controlled Atmosphere Storage　二酸化炭素の量を増やして低温で貯蔵することで呼吸作用を抑制する貯蔵方法）も進化しているので、ほぼ年間を通して流通しています。

　りんごには、食物繊維やカリウムが豊富に含まれているので、高血圧や生活習慣病の予防にも役立ちます。果物の1日の目標摂取量は２００ｇ、りんご一つで３００ｇ程度ですので、1日にりんご一つ分程度の果物を食べることを目標にしてもいいかもしれません。

　りんごに抹茶をプラスすることで、りんごと抹茶に含まれているビタミンＣのもつ美肌や免疫力のアップという効果につながります。

抹茶りんごゼリー

メイン食材：りんご

10 MIN

材料（2人分）

- りんごジュース（できればストレート果汁）……200㎖
- 抹茶……小さじ½
- 粉ゼラチン……5g
- お湯（80℃以上）……50㎖

作り方

❶ ゼラチンをお湯に入れて溶かしておきます。

❷ 抹茶と常温のりんごジュースを混ぜて、❶を加え混ぜて容器に注ぎ、冷蔵庫で冷やし固める。

レシピ 15

抹茶ソース

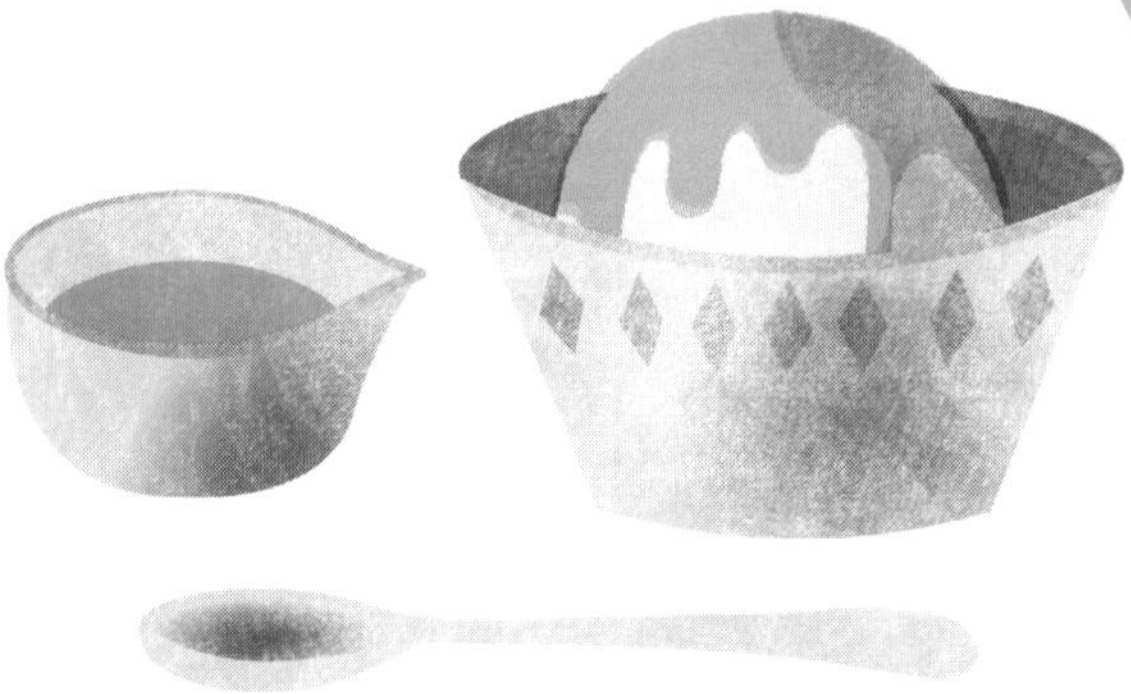

レモンカードというイギリス発祥のクリームをヒントに、レモンの代わりに抹茶を使って、滑らかなソースを作りました。卵は高たんぱく質で完全栄養食品ともいわれていますし、卵黄はマヨネーズソースの原料となることからもわかるように、乳化の力を持っています。

乳化とは、水と油の手をつないでくれる役割です。そのため、バターと卵をきれいに混ぜることができます。また、バターは動物性の油脂で、ビタミンA・ビタミンDなども豊富に含まれています。

バターは脂質が主成分ですので、食べすぎるとエネルギーのとりすぎになってしまいますが、酸化安定性にも優れ、7割程度が消化されやすい中鎖脂肪酸ですので、消化吸収にも優れています。

また抹茶とバターはよくなじみますので、卵やバター、抹茶の油に溶けやすい栄養素をより摂取しやすくなります。

抹茶ソース

10 MIN

メイン食材：卵、バター

材料（2人分）

Ⓐ
- 卵……1個
- バター……50g
- 砂糖……80g

- 抹茶……小さじ2〜お好みで

作り方

❶ 鍋にⒶを入れて、70〜80℃の湯煎にかけ、なめらかになるまで混ぜ合わせます。

❷ なめらかになったら湯煎から外し、抹茶を加え混ぜ合わせて完成です。アイスクリームやパンと一緒に食べます。

レシピ 16

第19回お茶料理コンテスト
菓子デザート部門優秀賞　受賞作品

心やすらぐ「お茶糖ナッツ」抹茶

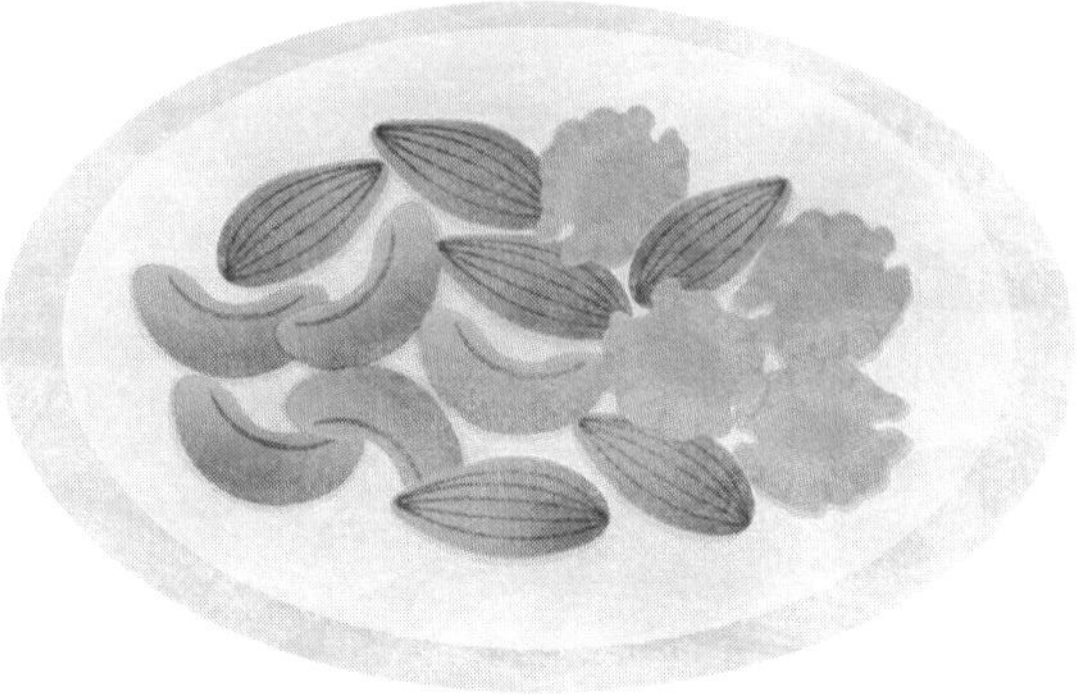

ナッツ類は、お酒のおつまみでかつ高エネルギーのイメージがあるかもしれません。しかし、例えばアーモンドはビタミンEが豊富ですし、食物繊維もたくさんあります。ナッツ類は、脂肪酸の中でもLDL（悪玉）コレステロールを増やさずHDL（善玉）コレステロールを減らさないという特徴を持つオレイン酸の含有量も多いので、栄養価がとても高いです。植物の種子なので、たくさんの栄養を蓄えていることがわかりますね。

くるみやカシューナッツは脂肪分は多めですが、大半が植物性由来の不飽和脂肪酸です。抹茶を合わせることで、抹茶の油に溶けやすい成分も吸収しやすくなります。ナッツ類を適度に摂取することで、健康にも美容にも役立つのです。

このように健康効果の高いナッツ類をおやつや普段の食事に活用してみましょう。

心やすらぐ「お茶糖ナッツ」抹茶

メイン食材：ナッツ類

20 MIN

材料（2人分）

- くるみ（生）・カシューナッツ・アーモンドなど……各15g前後（作りやすい量）
- 抹茶……大さじ2
- 砂糖……60g
- 水……大さじ2

作り方

❶ くるみは乾煎りしておきます。

❷ 抹茶と砂糖を混ぜます。

❸ 小さめの鍋に❷と水を入れて中火にかけて、木べらでよく混ぜ合わせながら溶かし茶糖液を作ります。

❹ ふつふつとわき上がる泡が大きくなったら、弱火にしてナッツ類を加えて、❸の茶糖液を絡めます。

❺ まんべんなく茶糖液が絡まったら、水を入れたバットでなべ底を冷やしながら、木べらでかき混ぜ、茶糖を結晶化させて完成です。

レシピ 17
抹茶&あんこの米粉蒸しパン

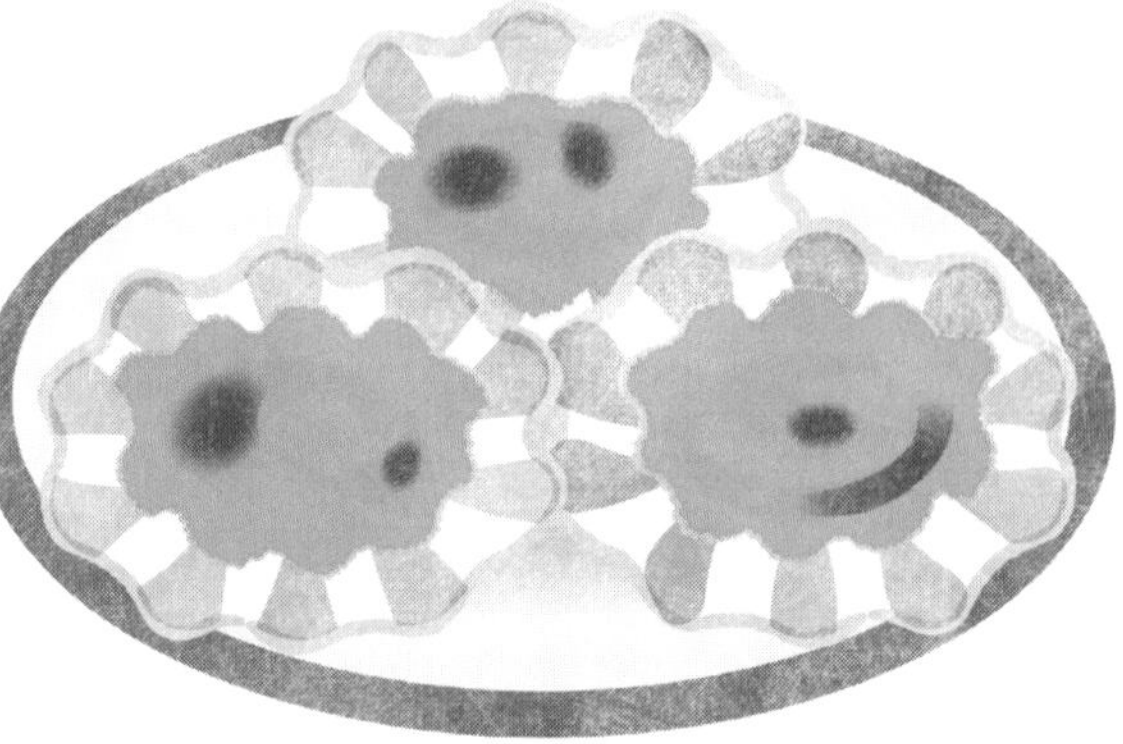

米粉はその名の通り、日本人の食生活に欠かせないお米を粉末にしたものです。近年の製粉技術の向上により、細かな粉が製造できるようになってきました。お米の消費量は年々減少しているのですが、食料自給率アップのためにも、もちもちした食感の米粉の利用価値は大きいものと考えられます。

小麦粉と米粉のアミノ酸スコアを比べると、米粉65、小麦粉（薄力粉）44と、アミノ酸スコアでは米粉のほうが栄養価は高くなっています。

米粉を使うスイーツ類も簡単に作ることができますが、米粉を使ったパンなどにも利用は広がっています。

抹茶もお茶の葉の粉ですので、米粉との相性もよく、きれいに混ぜ合わせることができるので、和の食材を活用したいですね。

抹茶&あんこの米粉蒸しパン

メイン食材：米粉

20 MIN

材料（2人分）

A
- 米粉……70g
- ベーキングパウダー……3g
- 砂糖……10g
- 抹茶……小さじ½

- 牛乳……100g（豆乳でも可）
- あん……80g

作り方

❶ Ⓐを抹茶がダマにならないように混ぜ、さらに牛乳を加えて混ぜ合わせます。

❷ 型の深さ⅓くらいの量になるよう❶を流し込み、あんを適量入れます。

❸ さらに❷の上から余った❶を加えて、蒸気のあがった蒸し器で10〜15分蒸して完成です。

レシピ 18

抹茶豆しとぎ

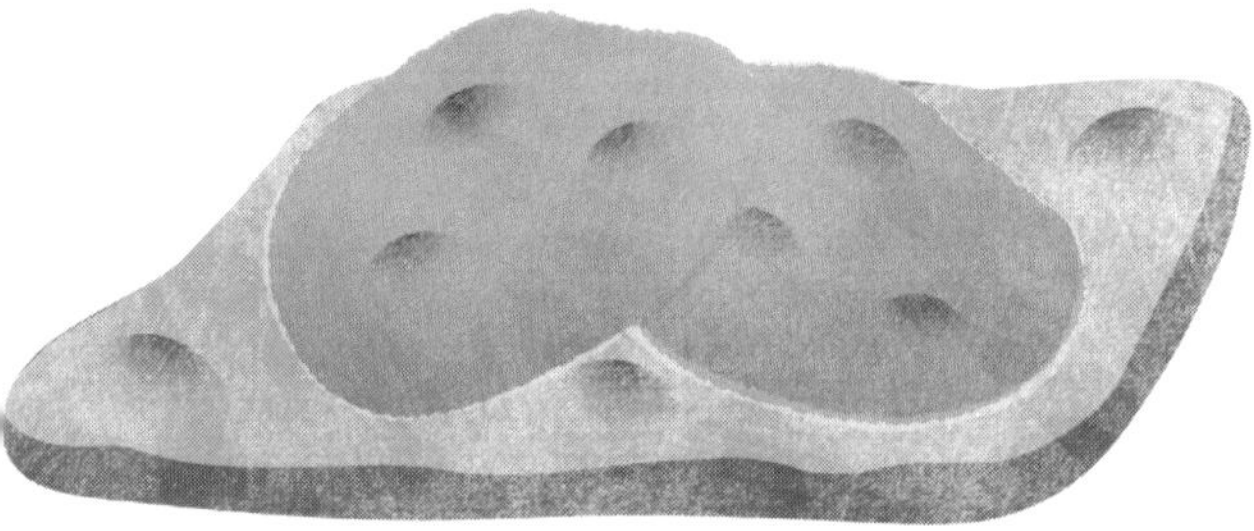

枝豆は夏のビールにぴったりの食材で、大豆の未熟な状態のものです。6～9月にかけて出回ります。畑の肉と呼ばれている大豆（完熟）と同じように、脂質や良質のたんぱく質を豊富に含んでいます。

枝豆の中の注目される栄養素としてビタミンB_1が100gあたり0・31㎎あります。ビタミンB_1は糖質をエネルギーに変換するのを助けるビタミンなので、夏バテなどのスタミナ不足にも効果があります。また、糖質やアルコールを多く摂取する人にも必須の栄養素です。

鉄分が多いことも特徴の一つで、100gあたり2・7㎎と、100gあたりでは小松菜やほうれん草よりも多く含まれており、鉄分の補給にも適しています。

青森県の郷土料理としても知られている豆しとぎをヒントに作りました。

抹茶豆しとぎ

メイン食材：枝豆

80
MIN

材料（2人分）

- 枝豆（茹でたもの）……100g
- 上新粉……25g
- 砂糖……20g
- 抹茶……小さじ½
- 塩……ひとつまみ

作り方

❶ 材料を全てポリ袋に入れ、お好みの粒感になるまですりこぎ等で叩いておきます。

❷ ❶がまとまってきたら、筒状に成型してラップでくるんで、冷凍庫で1時間寝かせます。

❸ ❷を幅1.5cmくらいの輪切りにし、フライパンに油をひいて焼くか、トースターで焼き色がつくまで焼いたら完成です。蒸してもおいしくいただけます。

レシピ 19 抹茶レモンソーダ

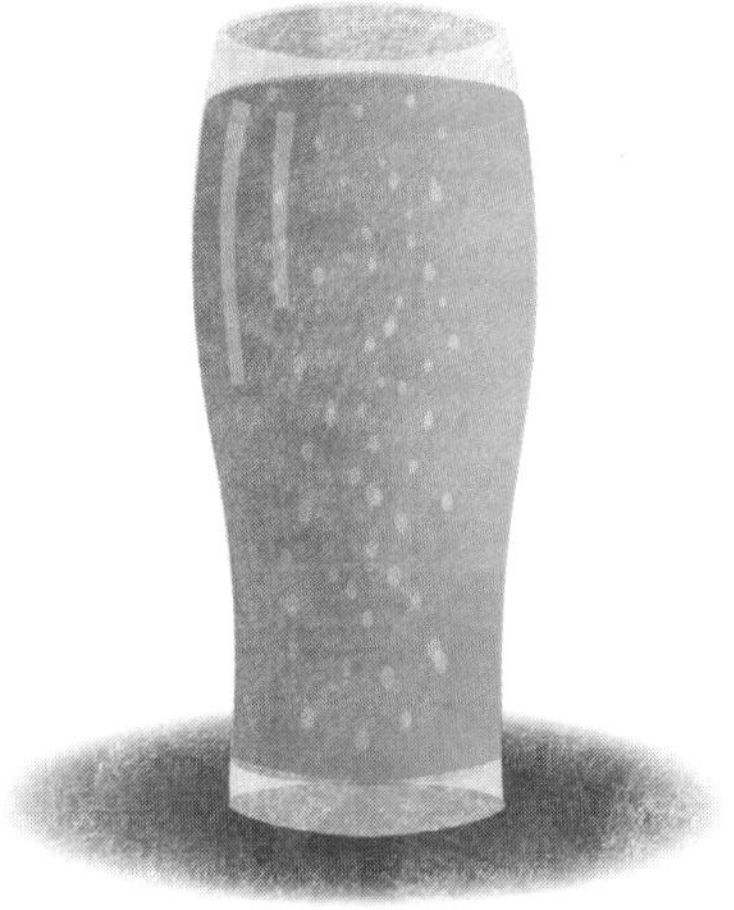

レモンといえば、ビタミンCを思い浮かべますが、レモン果汁のビタミンCは１００ｇあたり50mg程度です。生のピーマンは１００ｇあたり76mgですので、実はすっぱくないピーマンのほうが豊富に含まれています。

レモンのすっぱさのもとは、クエン酸です。クエン酸はレモン果汁の６％程度含まれています。このクエン酸は、体内のエネルギーを生産するクエン酸サイクルを効率よく回すことができます。運動後に蓄積された乳酸を分解してくれる役割もあるので、運動後にレモンなどのかんきつ類、酢、梅干しなどを摂取すると疲労回復にも役立ちます。

レモンに抹茶を組み合わせることで、体の内側から抗酸化作用もアップさせて、効率よく疲れをとりましょう。

抹茶レモンソーダ

メイン食材：レモン

5 MIN

材料（2杯分）

- 抹茶……小さじ1
- レモン汁……小さじ4
- はちみつ……小さじ2
- 炭酸水（無糖）……300mℓ

作り方

❶ 少量のぬるま湯に抹茶を入れて混ぜ、さらにはちみつを加え混ぜておきます。

❷ ❶に炭酸水を入れかき混ぜ、レモン汁を加えさらに軽く混ぜ、氷を浮かべて完成です。

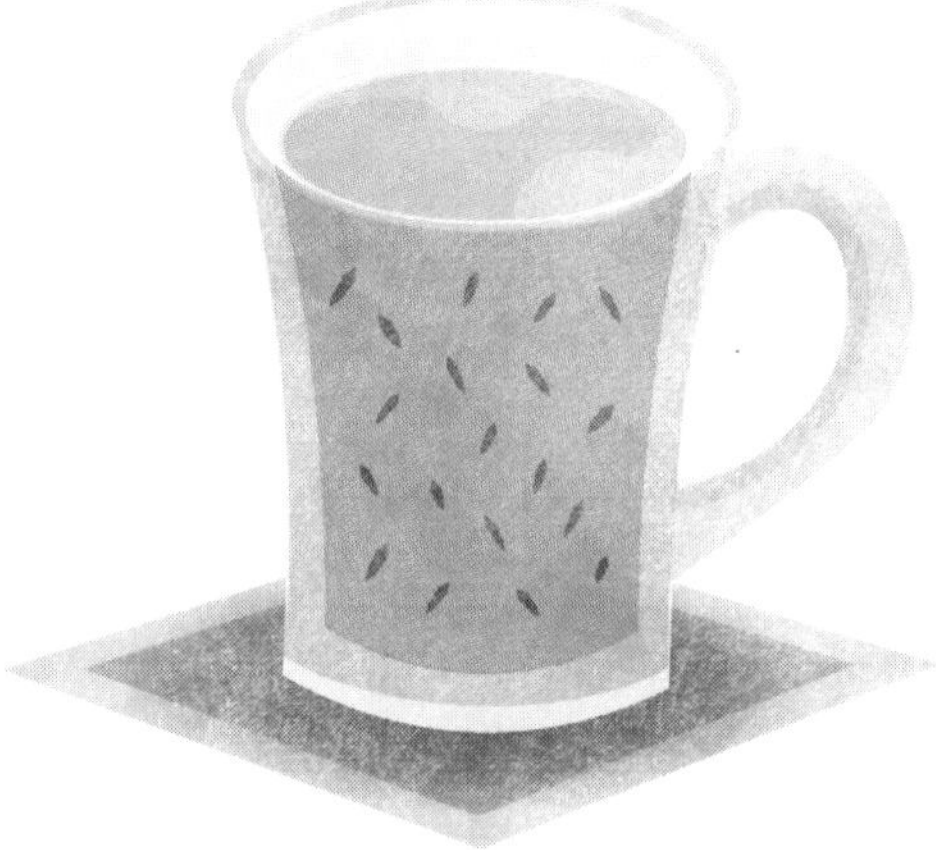

レシピ 20
抹茶チョコバナナジュース

バナナは手軽に食べることができる果物で、日本でも消費量の多い果物の一つです。バナナには、カリウムが豊富に含まれています。

カリウムは広く食品に含まれていますが、バナナには１００ｇあたり３６０㎎も含まれています。カリウムは細胞の浸透圧の維持・調整をする働きとともに、腎臓でナトリウムの再吸収を抑制して尿中への排泄を促進し、血圧を下げる効果があります。

チョコレートの注目すべき点は、カカオポリフェノールです。今回使ったハイカカオチョコレートですと、カカオポリフェノールもたっぷりとることができます。血圧の低下、悪玉コレステロールの酸化を防ぐことで動脈硬化を予防するなどの効果があります。

抹茶を少し多めにしても、甘さとほろ苦さが合い、とても飲みやすいドリンクです。

抹茶チョコバナナジュース

メイン食材：バナナ、チョコレート

5 MIN

材料（2杯分）

- バナナ……1本（100g相当）
- ハイカカオチョコレート……1かけ（5g相当）
- Ⓐ 抹茶……小さじ1
- Ⓐ 牛乳……300㎖

作り方

❶ バナナは2㎝くらいの輪切りにし、チョコレートは刻んでおきます。

❷ ❶とⒶをミキサーに入れ、かくはんして完成です。

レシピ21
抹茶甘酒アップルジンジャー

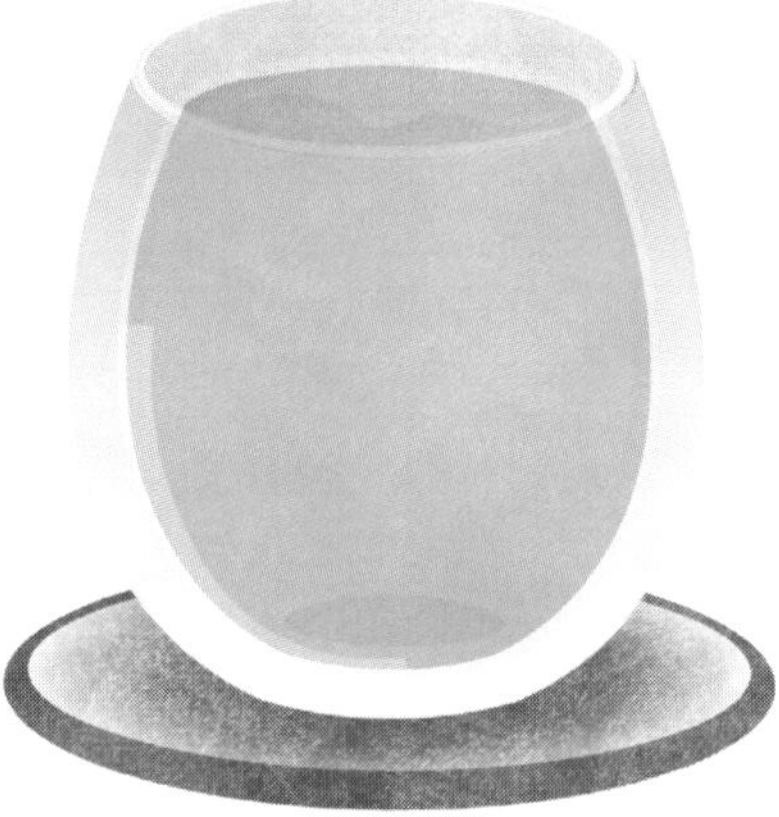

日本の伝統的発酵飲料の甘酒は「飲む点滴」ともいわれています。甘酒には酒粕甘酒、米麹甘酒、玄米甘酒があります。今回使った甘酒は米と米麹を原料とした米麹甘酒です。米麹が米のデンプンを糖化し、点滴の主成分と同じブドウ糖に変えることで、甘味の元となります。

さらに米麹や米由来のアミノ酸も含まれており、疲労回復や夏バテに効果があります。

一緒に使った生姜には、辛味成分のジンゲロールやショウガオールが含まれています。血行を良くして発汗を促す体温維持効果があるので、冬には体を温め、夏には冷房などで冷えた体を改善させてくれるなどの期待ができます。甘酒とともに摂取することで、相乗効果があるでしょう。

このドリンクに抹茶をプラスすることで、全体的な風味をまとめてくれます。

抹茶甘酒アップルジンジャー

メイン食材：甘酒、生姜

5
MIN

材料（2杯分）

- りんご……½個
- 生姜……小さじ1～お好みで
- Ⓐ 抹茶……小さじ1
- Ⓐ 甘酒（市販品、そのまま飲めるタイプ）……2缶（380g相当）

作り方

❶ りんごは一口大に切り、生姜はすりおろしておきます。

❷ ❶とⒶをミキサーに入れ、かくはんして完成です。

第4章

もっと知りたい！ 抹茶Q&A

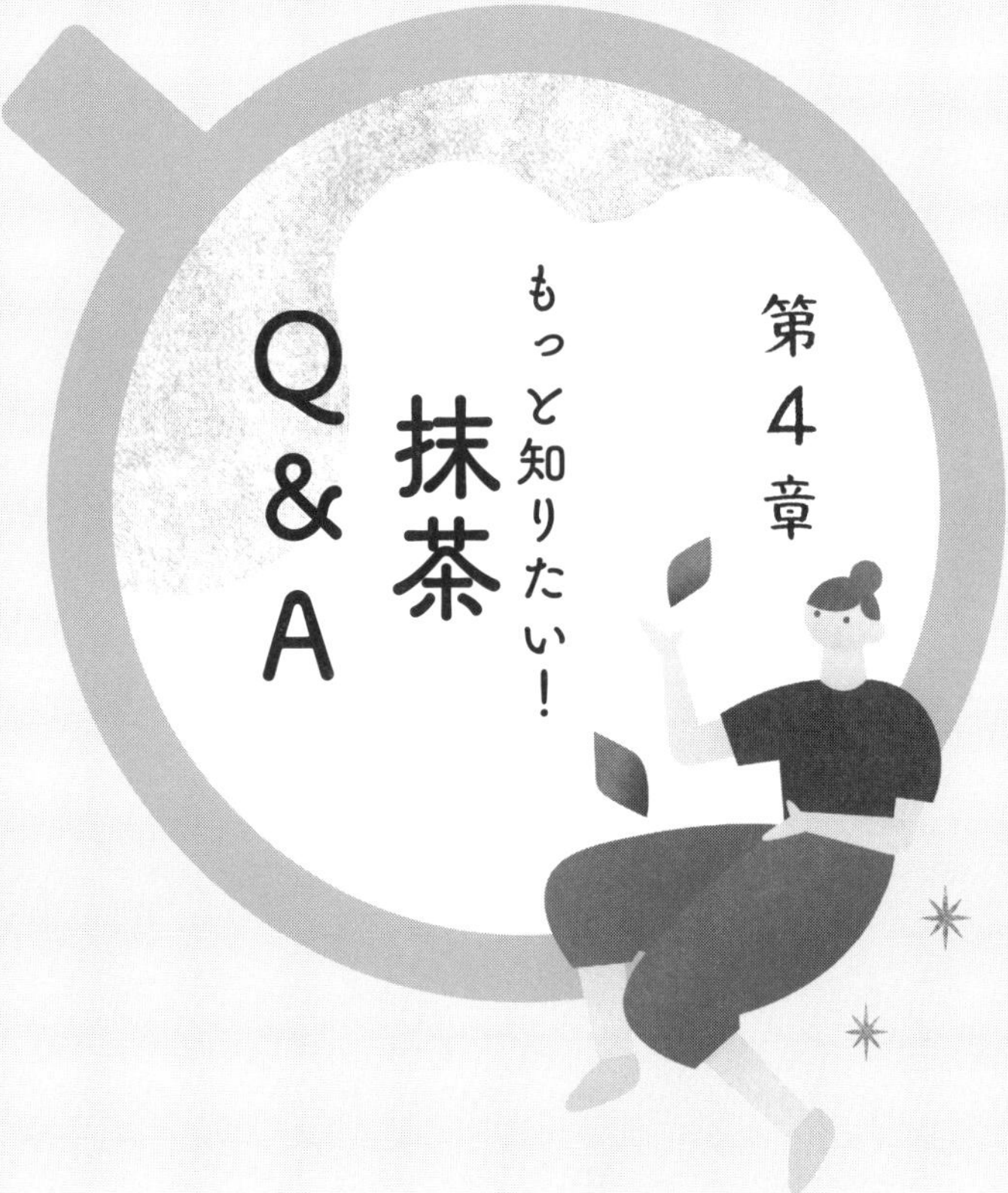

抹茶Q&A 1

粉末緑茶と抹茶は何が違うの？

粉末緑茶と抹茶は、栽培方法や製造方法が異なります。

粉末緑茶は、一般的に飲まれている煎茶を微粉末にしたものや、煎茶などの加工の際に出た粉の部分を集めたもの、または煎茶の抽出液を濃縮してから凍結乾燥（フリーズドライ）したインスタントティーのことです。

一方、抹茶の原料は碾茶です。碾茶は茶摘み前の数週間、茶園に覆いをして栽培されます（覆下栽培）。京都府の宇治では、伝統的なよしずの棚を使うこともあります。

茶の芽の成長期に太陽の光を遮ることで、葉は日陰の中でもわずかな光を求めてクロロフィル（葉緑素）を増やして緑色を濃くし、面積を大きくして柔らかい葉となります。また、遮光するためテアニンがカテキンになるのを防ぎ、うま味や甘味が増えます。

その葉で碾茶を製造し、茶臼で挽いて抹茶に加工するので、粉抹緑茶とは異なる風味となります。

抹茶Q&A 2

食品加工用の抹茶と飲用の抹茶は何が違うの？

飲用の抹茶や食品加工用の抹茶には現在のところ明確な定義はありません。品質もメーカーにより様々です。茶道に使われる抹茶には、うま味や甘味が強い上級品とされる「濃茶」用、そして渋味や苦味がある「薄茶」用があります。少し贅沢ですが、茶道に使われる抹茶を料理やスイーツ作りに用いてもよいでしょう。

一方で、食品加工用の抹茶は、その名の通り、スイーツ作りやパン、ドリンク用などの加工用として作られた抹茶です。香りが薄く、やや渋味や苦味が強めなものが多いです。さらに光によって緑色が退色しやすいので、色素成分のクロレラが添加されたものもあります。

食品加工用の抹茶の場合、粉末にする際、茶臼ではなく、ボールミル（硬質のボールを容器に入れて、すりつぶして粉末を作る装置）が使われることもあるようです。

抹茶 Q&A 3

抹茶には沢山の種類があるけれど何が違うの？

抹茶のブランドといえば、京都府の宇治が有名です。抹茶の原料である碾茶は、主に京都府、静岡県、愛知県、三重県、福岡県などで栽培されています。抹茶のたくさんの種類の中には産地の違いもあるでしょう。

抹茶は、茶摘み前の数週間、茶園に覆いをして栽培されます。その後、緑色が濃くて柔らかい新芽を摘採《てきさい》して、生葉を摘採した後、碾茶に加工して、茶臼で挽いて作られます。

抹茶はうま味や甘味が強く、渋味や苦味が少ないものが良いとされています。さらに、茶畑に覆いをして栽培をすると「覆い香（ジメチル スルフィド：青海苔様の香り成分）」があるという特徴もあります。抹茶は、産地をはじめ、色、味、香りの違いによっていろいろな種類が売られているのです。

抹茶
Q&A
4

抹茶はどこで購入できるの？

飲用の抹茶は缶や袋の状態で、街のお茶屋さんや百貨店で売っていることが多いです。店舗に直接出向いて購入すると、店員と相談することで用途や予算に合わせた自分の好みの味を探しやすいというメリットがあります。デパートでは食品売り場だけでなく、茶道具を販売しているコーナーがある場合はそちらで販売していることもあります。

スイーツ作りに使用されることの多い食品加工用の抹茶は、スーパーで売られているのをよく見かけますが、規模が大きめのスーパーですと飲用の抹茶を置いている所も存在します。

また、最近はインターネット上の通販サイトで購入できることも増えているようです。こちらはお店に出向く時間がないときに便利ですね。

自分が手に取りやすい方法で、お好みの風味の抹茶を探してください。何点か違う銘柄を手に入れて違う味を試すのもまた楽しいです。

抹茶
Q&A
5

薄茶と濃茶の違いは何？

抹茶には薄茶と濃茶があります。どちらも抹茶の点て方、もしくは抹茶の種類を示しています。薄茶は２g程度の抹茶を60㎖くらいのお湯で点てたものです。薄茶には、ごく普通の抹茶を使うことが多いです。

一方、濃茶は４ｇの抹茶を薄茶の半分の量ほどのお湯で練るように点てていきます。薄茶は柔らかな泡があり、若草色のイメージですが、濃茶は、深い緑色でツヤがあります。

薄茶に用いる抹茶は苦味や渋味が強いので、濃茶には適していません。濃茶にはうま味や甘味が強く苦味や渋味が少ない上級品とされる抹茶を使います。

抹茶Q&A 6

抹茶の品質を保つためにはどうしたらいい？

もともと茶は高い温度と湿度、光、酸素、臭いに弱いものです。その中でも粉末状である抹茶は、特に「覆い香」と称される良い香りが弱まる、色が赤みを帯びるなど風味の変化や変色が早まってしまっています。缶や袋を開封するまではそれらの変質要因から守られた状態ですが、開封後は短期間のうちに使い切るように心がけましょう。

もし長期にわたって保存をしたい場合は、冷凍庫での保存をおすすめします。冷凍庫で保存していた抹茶を使用する際には、室温との温度差で抹茶が吸湿してしまうことを防ぐために、必ず常温に戻してから使用してください。

なお、袋詰めで売られている抹茶は開封後すぐに缶などの密封容器に移して保存しましょう。抹茶を点てて飲むときも、第3章で紹介している抹茶料理を作るときも、新鮮な抹茶を使うことが何よりのおいしさの秘訣です。

抹茶Q&A 7

抹茶を飲むとどうして眠くなりにくいの？

「茶は養生の仙薬なり」という一節で有名な『喫茶養生記』を著した栄西禅師は、中国の宋で仏教を学び、帰国の際に日本に茶（チャノキ）の種をもたらしたとされています。中国での修行の際、茶の持つ覚醒作用が有効であったことから、良薬として広めるために日本でも茶栽培を始めました。ちなみに栄西禅師が日本に持ち帰った喫茶法は、今の茶道で使われている抹茶に近いものでした。

抹茶には覚醒作用が認められるカフェインが含まれており、100gあたり3・2gのカフェインが含まれています。薄茶を1杯飲む場合、約2gの抹茶を使うとすると、およそ64㎎のカフェインを摂取することになります。コーヒー100㎖あたりのカフェイン量は60mg程度なので、コーヒーと同じくらいのカフェイン量です。

栄西禅師の時代、一服の茶は厳しい修行にはなくてはならないものだったことでしょう。

抹茶Q&A 8

妊婦が抹茶を飲んでも大丈夫？

妊娠中の水分補給はとても大切です。カフェインを制限する、ということを耳にすることも多いですが、通常の場合であれば、摂取量に気をつけながら飲用してリフレッシュするのもよいでしょう。

しかし、抹茶にはカフェインが含まれていますので、覚醒作用もあります。カフェインは、胎盤の血流量を減少させて、胎児の発育を妨げることもあるので、大量に摂取することは避けたほうがよいでしょう。

1日あたりのカフェイン摂取の合計量は２００㎎未満が適しているといわれています。薄茶であればカフェインの量は64㎎程度です。その他のお茶やコーヒー、抹茶を使ったスイーツなどにもカフェインは含まれていますので、気分転換に楽しむ程度にして、カフェインの摂取量を調整するとよいでしょう。

抹茶Q&A 9

子どもが抹茶を飲むときに気をつけることは？

子どもは成長過程であるとともに、大人よりも体重が少ないこともあり、抹茶に含まれるカフェインの影響を受けやすい傾向にあります。抹茶の苦味や渋味などの味の性質から、好まない子どもも多いと思いますが、幼稚園や小学校などで抹茶を点てて飲む機会もあるかもしれません。

小さいうちからお作法を学び、抹茶に接するのはとても大切なことです。子どもの場合は睡眠に影響のない時間帯に薄茶１杯程度にしておくとよいかもしれません。

また日常生活では、牛乳に混ぜて飲んでみたり、抹茶のスイーツを味わったりと、味覚を育てたり、食経験の一つとして、抹茶の風味を少しずつ経験させる程度がよいのではないかと考えます。

おわりに

本書をまとめるにあたり、改めて感じたことは、抹茶が秘めている限りない可能性です。本書で多く触れたように、抹茶には健康に役立つ栄養素がたくさん含まれています。抹茶を点てて飲むということだけではなく、いろいろな料理やスイーツに加えて食べることで、抹茶を生活の中にもっととりいれていくことができればと思っています。

茶の利用の起源は遠く紀元前にさかのぼります。神話上ではありますが、古代中国の皇帝の一人・神農が植物の薬効を確かめていた際、それが毒だった場合に毒消しのために茶の葉を食べていたということから、茶の葉を利用することがはじまったとされています。

その後、長い年月をかけて、先人が茶を利用する中で経験してきた茶の効果やおいしさへの探求心を経て、今の抹茶の飲用法に脈々とつながっています。さらに、料理やデザートにも使える食材として利用方法が日々進化し続けています。

２０２０年ごろより世界中で感染拡大しているＣＯＶＩＤ－19に関連して、茶に含まれているカテキンがウイルスを不活性化する作用があるという研究も報告されており（京都府立医大、２０２１年6月）、この度の感染症への抹茶の効果も期待できるかもしれません。抹茶はこれからどのような利用方法に進化していくのか、とても興味深く、楽しみでもあります。

現在では、日本のみならず世界中でも抹茶は人気となっています。私が勤務している大学には「抹茶が好き」という学生も多いのですが、茶道のような伝統的な抹茶の点て方や抹茶そのもののおいしさをきちんと知っている学生は意外と少ないように思います。

我が国では茶の消費量が年々減ってきています。そのような現状の中、もっと多くの人々が抹茶の本当のよさを知って、抹茶のおいしさをしっかりと味わい、抹茶を身近な食材の一つとして、いろいろな形で利用していくことができれば、茶の利用拡大にもつながると考えています。若いうちからいろいろな形で抹茶に接して、食経験がより豊かになればと考えています。

本書で紹介しました抹茶のレシピについては、私が担当しているゼミの学生である須藤朝日さんの協力を得ました。新しい視点での比較的作りやすいレシピをまとめることができたと感じています。この場を借りてお礼を申し上げます。また、すてきなイラストで本書を彩ってくださった桃色ポワソン様、とても読みやすいデザインをしてくださった根本佐知子様、本書をまとめる機会を与えてくださった淡交社の方々、的確なたくさんのアドバイスをくださった編集の藤本郁様に心よりお礼を申し上げます。

最後になりましたが、本書を手に取ってくださった皆様に感謝を申し上げます。今後、本書が皆様のお役に立ち、皆様が工夫を重ねながら、さらに進化させた抹茶ライフを楽しんでいただけましたら幸いです。

岡本 由希

参考文献

・堀江秀樹「抹茶の品質と機能」『茶業研究報告』Vol.126、p.1-8、日本茶業技術協会、2018年

・一般社団法人 日本スーパーフード協会HP（https://www.superfoods.or.jp/）

・文部科学省「日本食品標準成分表2020年版（八訂）」
（https://www.mext.go.jp/a_menu/syokuhinseibun/mext_01110.html）

・大森正司『新・緑茶の驚くべき効用－毎日飲んで健康になる』、チクマ秀版社、1999年

・原口健司「抹茶の特徴」『におい・かおり環境学会誌』Vol.46No.2、p.121-126、
一般社団法人におい・かおり環境学会、2015年

・公益社団法人日本茶業中央会編『令和3年版茶関係資料』、
公益社団法人日本茶業中央会、2021年

・河口良子「ルテインとその機能性」『ビタミン』、
Vol.89No.11、p.537-539、日本ビタミン学会、2015年

・小林加奈理「L-テアニンのヒトの脳波に及ぼす影響」『日本農芸化学会誌』
Vol.72No.2、p.153-157、日本農芸化学会、1998年

・室山幸太郎、衣畑加代子、山下久仁子、室崎伸二、山本佳弘、渡辺裕彦、曾根良昭「チアミン、アルギニン、カフェインおよびクエン酸を配合したお茶がヒトの軽運動時エネルギー消費量に及ぼす影響」『日本生理人類学会誌』Vol.10No.3、p.93-99、日本生理人類学会、2005年

・湯川夏子、平塚彩音「エナジードリンク摂取における運動パフォーマンスへの影響」
『日本家政学会研究発表要旨集』Vol.70、p.130、一般社団法人日本家政学会、2018年

・お茶料理研究会HP（http://tea.sweet.coocan.jp/index_o.html）

・池田博子「水の硬度が抹茶の起泡性に及ぼす影響」『日本調理科学会誌』Vol.39No.4、
p.254-258、日本調理科学会、2006年

・五十嵐脩 、田村真八郎 、小林彰夫編集代表『丸善 食品総合辞典（普及版）』、丸善、2005年

・成瀬宇平監修、武田正倫、飯塚宗夫、芦澤正和
『FOOD’S FOOD　新版食材図典　生鮮食材編』、小学館、2003年

・大前貴之、渡辺敬子「襲色目の配色原理」『日本家政学会誌』vol.39No.2、p.165～169、
日本家政学会、1988年

・一般社団法人日本植物油協会HP（https://www.oil.or.jp/）

・栗原久「コーヒー／カフェイン摂取と日常生活－ 妊婦、胎児、乳幼児、小児への影響 －」
『東京福祉大学・大学院紀要』Vol.7No.2、p.77-83、東京福祉大学、2016年

・扇谷えり子、新屋政春、一谷正己、小林誠、瀧原孝宣、河本昌也、衣笠仁、松田修「Significant Inactivation of SARS-CoV-2 In Vitro by a Green Tea Catechin, a Catechin-Derivative, and Black Tea Galloylated Theaflavins（緑茶カテキン、カテキン誘導体、および紅茶ガレート型テアフラビンによる新型コロナウイルスの試験管内での有意な不活化）」
『Molecules』Vol.26No.3、MDPI、2021年

・扇谷えり子、新屋政春、一谷正己、小林誠、瀧原孝宣、河本昌也、衣笠仁、松田修「Rapid Inactivation In Vitro of SARS-CoV-2 in Saliva by Black Tea and Green Tea（紅茶と緑茶による唾液中の新型コロナウイルスの試験管内での迅速な不活化）」『Pathogens』Vol.10No.6、MDPI、2021年

抹茶の栄養成分値(100gあたり)

分類	小分類	項目	成分値	単位
		廃棄率	0	%
		エネルギー	984	kj
			237	kcal
		水分	5.0	g
	たんぱく質	アミノ酸組成によるたんぱく質	23.1	g
	たんぱく質	たんぱく質	29.6	g
	脂質	脂肪酸のトリアシルグリセロールの当量	3.3	g
	脂質	コレステロール	(0)	
	脂質	脂質	5.3	g
炭水化物	利用可能炭水化物	利用可能炭水化物(単糖当量)	1.6	g
炭水化物	利用可能炭水化物	利用可能炭水化物(質量計)	1.5	g
炭水化物	利用可能炭水化物	差引法による利用可能炭水化物	9.5	g
炭水化物		食物繊維総量	38.5	g
炭水化物		糖アルコール	-	g
炭水化物		炭水化物	39.5	g
		有機酸	-	g
		灰分	7.4	g
	無機質	ナトリウム	6	mg
	無機質	カリウム	2700	mg
	無機質	カルシウム	420	mg
	無機質	マグネシウム	230	mg
	無機質	リン	350	mg
	無機質	鉄	17.0	mg
	無機質	亜鉛	6.3	mg
	無機質	銅	0.60	mg
	無機質	マンガン	-	mg
	無機質	ヨウ素	-	μg
	無機質	セレン	-	μg
	無機質	クロム	-	μg
	無機質	モリブデン	-	μg

分類	小分類	項目	成分値	単位
ビタミン	ビタミンA	レチノール	(0)	μg
ビタミン	ビタミンA	α-カロテン	-	μg
ビタミン	ビタミンA	β-カロテン	-	μg
ビタミン	ビタミンA	β-クリプトチサンキン	-	μg
ビタミン	ビタミンA	β-カロテン当量	29000	μg
ビタミン	ビタミンA	レチノール活性当量	2400	μg
ビタミン		ビタミンD	(0)	μg
ビタミン	ビタミンE	α-トコフェロール	28.0	mg
ビタミン	ビタミンE	β-トコフェロール	0	mg
ビタミン	ビタミンE	γ-トコフェロール	0	mg
ビタミン	ビタミンE	δ-トコフェロール	0	mg
ビタミン	ビタミンE	ビタミンK	2900	μg
ビタミン	ビタミンE	ビタミンB_1	0.60	mg
ビタミン	ビタミンE	ビタミンB_2	1.35	mg
ビタミン	ビタミンE	ナイアシン	4.0	mg
ビタミン		ナイアシン当量	12.0	mg
ビタミン		ビタミンB_6	0.96	mg
ビタミン		ビタミンB_{12}	(0)	μg
ビタミン		葉酸	1200	μg
ビタミン		パントテン酸	3.70	mg
ビタミン		ビオチン	-	μg
ビタミン		ビタミンC	60	mg
		アルコール	-	g
		食塩相当量	0	g

カフェイン：3.2g
タンニン：10.0g

岡本由希（おかもとゆき）
1973年、神奈川県生まれ。
和洋女子大学准教授。
大妻女子大学大学院家政学研究科博士後期課程修了。
博士（学術）。専門は食品学。管理栄養士。
日本茶業学会理事。お茶料理研究会世話人。
趣味は国内外の茶畑めぐりとサイクリング。

協　力　お茶料理研究会
デザイン　根本佐知子（梔図案室）
イラスト　桃色ポワソン

飲むだけじゃない！
抹茶でヘルスケア

2021年10月20日　初版発行

著　者　岡本由希
発行者　納屋嘉人
発行所　株式会社 淡交社
本社　〒603-8588 京都市北区堀川通鞍馬口上ル
営業　075-432-5156　編集 075-432-5161
支社　〒162-0061 東京都新宿区市谷柳町39-1
営業　03-5269-7941　編集 03-5269-1691
www.tankosha.co.jp
印刷・製本　株式会社渋谷文泉閣

ISBN978-4-473-04470-9